U0265618

五运六气入门讲记

吴锦洪 编著

陶国水 张凤雏
汪新安 吴守远 整理

中国健康传媒集团

中国医药科技出版社

内 容 提 要

　　全书共 6 章，分别论述了天干地支、五运、六气、运气相临、医易简说、音律等的相关知识，内容通俗易懂、全面详实、论述得当。对部分古奥难懂的术语以评注的形式适当注释，并配有相应的图表便于读者理解记忆，附有后记介绍了五运六气的价值、意义、学习方法和常位推演范式。本书作为五运六气入门之书，适合中医临床、中医院校师生及中医爱好者阅读。

图书在版编目（CIP）数据

　　五运六气入门讲记 / 吴锦洪编著，陶国水等整理 . — 北京：中国医药科技出版社，2019.12

　　ISBN 978-7-5214-1214-7

　　Ⅰ . ①五…　Ⅱ . ①吴…　②陶…　Ⅲ . ①运气（中医）—基本知识

　　Ⅳ . ① R226

　　中国版本图书馆 CIP 数据核字（2019）第 253480 号

美术编辑　陈君杞

版式设计　也　在

出版	**中国健康传媒集团**｜中国医药科技出版社
地址	北京市海淀区文慧园北路甲 22 号
邮编	100082
电话	发行：010 – 62227427　邮购：010 – 62236938
网址	www.cmstp.com
规格	710 × 1000mm $\frac{1}{16}$
印张	13 $\frac{1}{4}$
字数	195 千字
版次	2019 年 12 月第 1 版
印次	2023 年 8 月第 4 次印刷
印刷	三河市万龙印装有限公司
经销	全国各地新华书店
书号	ISBN 978-7-5214-1214-7
定价	**59.00 元**

获取新书信息、投稿、为图书纠错，请扫码联系我们。

李　序

　　我与吴锦洪老，都是徽州人，吴老在休宁，我在歙县，都属于新安"一府六邑"。后来，我与吴老都去了合肥（安徽中医学院，现已更名安徽中医药大学），1970年吴老又奉调蚌埠（蚌埠医学院），我则于1972年底来到芜湖（皖南医学院）。吴老大我十多岁，虽然后来我们两个一南一北，但有一件事把我们联系在一起，那就是研究新安医学。

　　新安医学属于徽文化研究中的一个分支。徽州文化，被誉为是与敦煌学和藏学并列的中国三大走向世界的地方显学之一。徽派朴学、徽派建筑、徽州村落、徽州民俗、徽州方言、徽州戏曲、新安理学、新安医学、新安画派等，凡与徽州社会历史发展有关的内容，都属徽州文化范畴。

　　新安医学始于晋宋，鼎盛于明清而流传至今。上下一千年间，有文献资料可考证的医家近1000位，著作800多部。1985年冬，安徽省新安医学研究会成立，为系统发掘整理新安医学，弘扬学派，启迪新知，我与吴锦洪、王乐匐、余瀛鳌等提议，编辑整理《新安医籍丛刊》，共20多卷，约1500万字，可谓搜罗宏富，卷帙浩繁，该《丛刊》曾获华东六省一市优秀科技图书奖一等奖。

　　吴老已归道山十多年，我今年也已经90岁，现在最大的希望，就是能看到中医药界年轻一代成长，能把传统中医药精华继承下去，发扬光大。今天看到由陶国水等同志整理的吴老《五运六气入门讲记》书稿，感慨万分。吴老从医六十四载，在中医文献、临床、教学诸方面多有造诣，尤其对《黄帝内经》中五运六气学说的研究，下了很大一番功夫，这也是与我们新安医家一脉相承的。

　　汪机是明代四大医家之一，也是"培元派"的创始人，其倡发"营卫统一气论"，治病以擅长使用参芪培本固元著称。我在临床很推崇汪氏，临证辨治慢性顽疾，参合汪机"调补气血、固本培元"的思想，汪机对五运六气的研究很深，还著有《运气易览》一书，徐春甫的《古今医统大全》予以全文收录。罗美所撰《内经博议》对五运六气、阴阳五行等理论做了探索。吴谦的《医宗金鉴》有"运气要诀"。此外，王勋的《慈航集三元普济方》、许豫和的《怡堂散记》中都记载了很多临床应用五运六气的经验。

翻阅吴老的《五运六气入门讲记》一书，整体框架合理，其对有关五运六气的一些基本概念论述详略得当，同时对易学内容作了很多介绍，"医易简说"一章，介绍了太极、八卦、先天八卦、后天八卦、河图、洛书等知识点。我常说要真正搞懂《黄帝内经》必须要先学习《易经》，药王孙思邈说："不知易不足以言大医。"我们常说"医易同源"，易学与中医学关系密切，明代医学家张介宾说过《易经》为外易，《黄帝内经》为内易。而现在很多人，对这一知识点是缺失的，需要补课，吴老此书也会起到一定引导作用。当然还要学习《道德经》《论语》，不懂这些国学经典也就读不懂《黄帝内经》。

经典的学习和传承是必须的。中医世代传承都离不开经典传承，传承经典的一个核心就是《黄帝内经》。《黄帝内经》是我国现存最早的医学经典著作，集医学、哲学、天文、地理、数学、气象、社会学之大成的巨著，它不仅对生理、病理、诊断、治疗、预防等方面作了详细阐述，而且体现了古代朴素的唯物辩证法思想，为祖国医学奠定了坚实的理论基础，始终被中医奉为瑰宝。《黄帝内经》十分重视人与自然之间的和谐关系，《灵枢·岁露论》说："人与天地相参也，与日月相应也。"强调"天人合一"的思想。其有关五运六气的内容，主要在"天元纪大论""五常政大论""五运行大论""六微旨大论""至真要大论""六元正纪大论""气交变大论"等七篇，再加上《素问遗篇》的"刺法论"和"本病论"，共有九篇，相关条文还提出"必先岁气，无伐天和""不知年之所加，气之盛衰，虚实之所起，不可以为工矣！"等临床诊疗原则与要求。

我一贯重视《黄帝内经》的研究，有幸成为《黄帝内经》专业全国第一批七个研究生导师之一，一直以《黄帝内经》指导中医临床，对中医医学地理学、中医时间医学、医疗气象学、五体痹病、五脏痿病等都有专题研究。

我从1985年开始指导研究生对《内经》法时而治思想进行探讨。《素问·脉要精微论》说"从五行生，生之有度，四时为宜，补泻勿失，与天地如一"，《素问·四时刺逆从论》曰："春气在经脉，夏气在孙络，长夏气在肌肉，秋气在皮肤，冬气在骨髓中"，《内经》提出用药要注意季节的寒热变化，基本原则即《素问·六元正纪大论》所论"用寒远寒，用热远热"，如《素问·六元正纪大论》曰："不远热则热至，不远寒则寒至，寒至则坚否腹满，痛急下利之病生矣；热至则身热，吐下霍乱，痈疽疮疡……骨节变肉痛，血溢血泄，淋閟之病生矣。"故《内经》强调治疗用药"时必顺之"，"热无犯热，寒无犯寒"，只有如此"无失天信，无逆气宜……是谓至治"，最优化治疗，所谓"化不可代，时不可违"。

如张仲景在《伤寒论》168条白虎汤方后注云："此方立夏后，立秋前乃可服。立秋后不可服。"因白虎汤属寒凉之剂，秋后冬寒之时，人体阳气内敛，故慎用为妥。李东垣亦秉"用寒远寒，用热远热"经旨，提出"冬不用白虎，夏不用青龙"。《素问·四气调神大论》还提出"春夏养阳，秋冬养阴"，这充分认识到，人体疾病与自然变化息息相关，养生应顺时而为。

对于五运六气这门学说，历史上也时有争论，甚至有反对者，但张景岳在《类经图翼》中的态度，值得借鉴，张氏有言："天有天符，岁有岁会，人得无人和乎！能先觉预防者，上智也；能因机辨理者，明医也；既不能知，而且云乌有者，下愚也。然则，运气之要与不要，固不必辩，独慨乎知运气者之难其人耳。由此言之，则凿执者本非智士，而不谕者又岂良材。二者病则一般，彼达人之见，自所不然。故善察运气者，必当顺天以察运，因变以求气……而运气之道亦然，既得其义，则胜复盛衰，理可窥也。随其机而应其用，其有不合乎道者，未之有也。"

五运六气学说，由于相关经文其文古老，其理深奥，再加上中医高等教育对其边缘化久远，学起来颇有不易，我相信吴老的这本《五运六气入门讲记》会对大家有很多帮助，尤其于初学者可作入门之阶梯。

当前，中医药发展迎来天时地利人和的大好时机，现在国家提出了《中医药发展战略规划纲要》(2016—2030)，近期党中央、国务院又发布了《"健康中国 2030"规划纲要》，提出了健康中国建设的目标和任务。这对振兴中医，实在太及时了，我们要把《黄帝内经》里面的精华继承好、发展好、利用好，还要发展创新，造福人类，为健康中国做出自己的贡献。"未敢抱经国治世之宏愿，但常怀拯疾济羸之仁心"，书此与诸位共勉之。

是为序。

国医大师 郭志李济仁

2019 年 8 月 8 日

徐　序

　　吴老锦洪先生，乃安徽新安医学研究先驱之一，在我省医界素享盛名。近日国水同志来函，邀我为吴老《五运六气入门讲记》一书作序。吴老归道山已有十余年，今闻先生遗著将行付梓，甚为欣喜。

　　忆及与吴老相识旧事，竟已逾半个世纪，其时先祖父徐恕甫先生奉调入安徽中医进修学校，我亦被荐入该校学习，而吴老亦由休宁调来任教，其后十余年间，吴老与我亦师亦友，相处甚洽，直至1970年吴老奉调前往蚌埠医学院。先生宏深的学问与严谨的治学态度对我的影响颇多。君子立身，泽被后人。吴老锦洪先生学识渊深、胸襟博大、品格儒雅，从医六十四载，德艺双馨，心系中医传承，尤其对新安医学研究，用功甚多，身体力行，启发后辈。他淡泊名利，博爱宽容，真诚旷达，从不计较个人名利得失，先生所树立的高尚德行和人格魅力，值得后人敬仰。

　　学术上，先生尊古而不泥古，法新而不固新，注重中医经典理论的活态传承，特别是在五运六气领域的研究，直到晚年依然探寻不辍，令人钦佩。在很多人对这门学术还不认可，避之唯恐不及的情况下，先生秉持实事求是的学风，从文献梳理到运用气象数据比对验证，不断进行佐证，并且早在20世纪70年代就进行五运六气方面的专题系统讲座，可谓"先知先行"，亦彰显了吴老开放包容的学术胸怀。

　　我们中医的奠基之作《黄帝内经》提出要因人、因地、因时"三因制宜"。《素问·六节藏象论》更指出"不知年之所加，气之盛衰，虚实之所起，不可以为工矣。"《素问·疏五过论》云："圣人之治病也，必知天地阴阳，四时经纪。"《素问·五常政大论》又说："治病者，必明天道地理，阴阳更胜，气之先后，人之寿夭，生化之期，乃可以知人之形气矣。"《素问·脉要精微论》还指出了四时脉象的"天人相应""春日浮，如鱼之游在波""夏日在肤，泛泛乎万物有余"等论述。

这些都说明了，运气学有其理论依据及其重要的实践价值。

《素问·宝命全形论》说"人以天地之气生，四时之法成"，人之身体健康与否，首先要与自然相应，人是天地相互磨合亿万年而产生的精灵，天然地带有天地气息和属性，人们生活在自然环境中，气候变化、昼夜更替、环境变迁等，都会影响人体健康。人只有根据自然界的阴阳消长、寒来暑往等变化，主动地与之相适应，避免它对人体的不良刺激，才能预防疾病，健康长寿。诚如《素问·四气调神大论》说："阴阳四时者，万物之终始也，死生之本也，逆之则灾害生，从之则苛疾不起。"人体与自然的这种同步变化，古人称为"天人相应"。而研究"天人相应"的学问就是五运六气学说了。

五运六气学说一方面描述天地的运行系统，一方面用阴阳五行的法则统合天地万物，在中医学上，五运六气主要是研究天时气象、物候变化和人体生理病理变化之间的关系及其规律的学说，是古人探讨自然变化的周期性规律及其对人类健康和疾病影响的一门学问，以此作为临床诊断和防治疾病时的参考，是很具有价值的。

但是，由于种种原因，对于运气学说中医高等教育体系中几乎是空白，长时间在学科体系的缺位，导致大家对它很是陌生。试问，占据了《素问》1/3篇幅的运气理论，能不重要吗？对于具体怎么落实到临床上，大家更是一头雾水。

近年来，国水同志在这方面是下了一番功夫的，我经常在《中国中医药报》上看到他写的东西，对他表示鼓励，也时常与国水同志讲，五运六气要重视，不仅要讲，而且要科学地讲，新安医家汪机的观点就很值得学习，他说："运气一书，岂可胶泥于其法而不求其法外之遗耶……务须随机达变，因时识宜，庶得古人未发之旨，而能尽其不言之妙也。"同时，《运气易览》书中还记载了具体的学习方法，说："五运六气，须每日候之，记其风雨晦明，而有应时作病者，有伏气感时而病者，有故病冲而病者，体认纯熟，久久自然造其至极。"

其次，要在深耕《黄帝内经》有关运气学说原文的基础上，结合现代研究，运用大数据、现代气象学、物候学等多学科知识，综合研究。要探索规律性东西，把"经验"上升到"学术"，形成一些看得见、摸得着、可复制、可操作的方法学的东西，寻求更多的科学实证。

同时，要和临床紧密联系起来。我的祖父徐恕甫先生，就有结合"岁运"运用宋人陈无择《三因方》中"紫菀汤"等病案记录。

身没声名在，多应万古传。吴老锦洪先生《五运六气入门讲记》一书，相对客观、系统地介绍了有关五运六气的基本知识、基本概念，尤其对于律吕以及《易学》方面知识的介绍，堪为丰富，一册在手，可为入门之阶梯，值得学者深入学习。

最后我以"为医须立德，治事必修身，勤学多交流，临症求真知"之句，与诸君共勉。感谢几位后学对吴老遗著不辞辛苦地整理、校对、注释，花费很多心血。桃李不言，下自成蹊，吴锦洪先生之德术如春风化雨，时时启发和感悟着后学。先生有知，当含笑九泉！愿诸君能认真阅读学习，相信定能从本书受益良多。

是为序。

国医大师 徐经世

写于庐州怀思斋

2019 年 8 月 8 日

孙　序

习近平总书记指出："中医药学凝聚着深邃的哲学智慧和中华民族几千年的健康养生理念及其实践经验，是中国古代科学的瑰宝，也是打开中华文明宝库的钥匙。"中华文明开启于上古炎黄，世世代代继承发扬，天人合一的宇宙观、阴阳平衡的整体观、统一变易的世界观、义利相济的人生观、仁者爱人的处世观、贵中尚和的价值观等六大核心理念，持续传承至今已越五千年，树大根深，枝繁叶茂。中华文明孕育的中医药学，是当今世界唯一历史悠久、底蕴深厚、特色鲜明、优势凸显、完整保存、代有传承、不断发展的医药学，这是中华民族原创的、自成体系的医学科学，其理顶天立地、其术济世活人、其声闳中肆外。数千年来为中华民族的繁衍昌盛作出了重大贡献，也对世界文明进步产生了正面的、积极的影响，诚乃国之瑰宝！

五运六气，就是这一国之瑰宝中的耀眼奇珍！

道法自然、天人合一，是中华先民的智慧结晶。作为中医药学奠基之作的《黄帝内经》中的五运六气学说，主要论述天人合一的理论与实践，旨在遵循天人相应理论，顺应自然变化规律，以实现天人合一。这一理论验之于临床，是可靠的、灵活的、有效的。因为，天、地、人有着密切的关系，人之所生精与气、天之所生精与气、地之所生精与气，三者同源、息息相关，《内经》云："人以天地之气生，四时之法成。"人的生理活动受天气变化的影响，受地域环境的制约。同样，生理状态的紊乱，乃至疾病的产生、进展、转归亦与气候异常、地域密切相关。所以，《灵枢·岁露论》曰："人与天地相参也，与日月相应也。"时令季节、昼夜晨昏对人体的生长活动、病理变化亦有较大影响，一年四季，春夏秋冬，生长收藏，机体的升降出入必与之适应。故《素问·八正神明论》云："四时者，所以分春、夏、秋、冬之气所在，以时调之也。"昼夜晨昏，人体的作息与之对应，白昼工作，晚间休息。违背这些规律，疾病就会产生。顺从这些规律，结合时令气候的特点辨证论治，就能"因时制宜"制定机体的个性化治疗方案。《中藏经》更是明确指出："人之动止，本乎天地。知人者有验于天，知天者必有验于人。天合于人，人法于天。见天地逆从，则知人盛衰。人有百病，病有百候，候有百变，皆天地逆从而生。苟能穷乎此，如其神耳！"

"五运六气"应用于临床，必须遵循运气的规律，《素问·六节藏象论》云："不知年之所加，气之盛衰，虚实之所起，不可以为工矣。"此中学问博大精深，能深知其中三昧者寥寥数人而已，而已故老友蚌埠医学院吴锦洪老教授是我国现代研究五运六气学说的著名专家，在20世纪80年代初，安徽吴锦洪老、北京余瀛鳌老、福建俞长荣老和我四人，在国家重点中医药文献整理研究项目中亲密合作，确知吴锦洪老对五运六气素有精深研究，学验俱丰，且在安徽开设了关于五运六气的系列专题讲座。近日，陶国水同志等将吴老讲稿整理为《五运六气入门讲记》一书，诚乃难能可贵。追思吴老已仙逝有年，但在吴老哲嗣吴守远等学人的共同努力下，时隔40年得以顺利出版，有此遗著传之于世，是一件十分有意义的事，实可告慰吴老之灵矣！

近年来，五运六气的学术和临床价值越来越受到中医学界的关注，逐渐成为中医药学术的热点，业界亟需深入浅出论述五运六气知识的参考书。《五运六气入门讲记》可谓内涵深广而篇幅精简，内容涵盖天干地支、五运推演、六气推演、太极、八卦、河图、洛书乃至音律，全面详实、论述得当，但又是一本便于阅读的简本，实为研读五运六气入门之书。2017年11月13日，世界中医药学会联合会五运六气专业委员会成立大会在无锡召开，我应邀题词为"探颐索隐钩深致远，溯本求源启奥升堂"。这本《五运六气入门讲记》就是进入运气学说这个殿堂的启门之钥匙，入室之阶梯。

是为之序！

国医大师 孙光荣
2019年8月18日于北京

翰章学术忘岁月

——写在吴锦洪教授《五运六气入门讲记》书前的话

吴锦洪（1917—2005），字襟虹，号今翁，古徽州休宁县人，教授、主任中医师，当代著名新安医家。

吴锦洪 14 岁师从沪上名医张仲良、张伯良兄弟学习中医 5 年，后考入上海中医专修班，毕业后悬壶沪上。1937 年抗日战争爆发，返回原籍行医。1958 年被选送至卫生部在南京中医学院主办的第二期中医教学研究班学习 1 年，1960 年调入安徽中医学院任教，先后担任中医内科学、《金匮要略》、各家学说教研组组长，1970 年调入蚌埠医学院任中医教研室主任，历任安徽省第三、第五届人大代表，安徽省第五、第六届政协委员。

吴锦洪教授曾担任中华医史学会安徽省分会顾问，安徽省新安医学研究会副会长，安徽省中医古籍整理审定组副组长，安徽省中医药专家学术经验继承工作指导委员会顾问，并受聘《安徽医学》杂志编委，《安徽中医临床杂志》（现更名《中医药临床杂志》）编委及顾问，是国内中医文献学及新安医学研究学科带头人之一。

吴锦洪教授从医 64 载，在中医文献研究、中医临床、教学诸方面多有建树，其对《黄帝内经》运气学说的研究起步早，用功深，成效显。吴锦洪教授对运气学说的研究严谨而科学，有其独立的学术研究视野与学术判断，他不随波逐流，不人云亦云，力求"建立中医学术文化的自我"。譬如，有学者认为，运气学说思想的起源和盛行与两汉说灾异的《纬书》有密切关系，吴锦洪则认为，《纬书》是纯属封建迷信的玄学，运气学说虽有不少缺陷，但绝不能与《纬书》等同看待。尤其到了近代，有些人根本不去了解它的内容，断然地说它是封建迷信的糟粕，致使这门古代的边缘科学逐渐濒临绝灭的境地。吴锦洪教授为此做了大量的文献梳理与研究工作，力求客观、清晰地展示这门学说的特质。到了晚年，吴老又结合现代气象学中的平均风速、降水日数、全年降水量、绝对湿度、大风日数、平均风速、平均气温等要素，采用气象记录与运气常位推断对照，进而分析运气学说与气象的相关性，以期为运气学说寻求更多的科学实证与数据支撑。

1980年春，吴锦洪教授应有关方面邀请，在安徽省屯溪市做了一次关于运气学说的专题讲座，为了这次讲座，吴教授做了精心准备，撰写有6万余字的讲稿，讲座结束后，引起强烈反响。1981年3月，经吴锦洪教授同意，安徽省屯溪市卫生局、中华医学会屯溪市分会，将讲座手稿整理后油印，并题名《中国医学气象学——运气学说参考资料》，作为内部资料，供大家学习参考。现在回过头来看，一位老教授为了一次学术讲座而作如此充分的准备，其治学精神实在是难能可贵，当然这也是吴教授关于运气学说多年研究成果的一次系统展示。

《中国医学气象学——运气学说参考资料》这本小册子，因为是内部资料，所以流传不广，加之岁月流逝，已近40年了，所以，即便像我这样近年对运气学说相关文献多有留意、收罗颇广的人，也没能看到。

念念不忘，必有回响。说来甚巧，今年春节期间，安徽省中医文献研究所任老先生告诉我，他准备写一篇纪念吴锦洪老先生的文章，缘由吴老的医学文集《今翁医论——吴锦洪中医学术拾萃》已正式出版，我与任老是忘年交，他很欣赏我的笔力，所以问我有没有兴趣一起写，我说有此机会不胜荣幸，便很愉快地应下了，过完春节我就收到任老寄来的书与他拟定的写作大纲，在读吴老的书时，再次关注到《中国医学气象学——运气学说参考资料》这个讲稿。

目前运气学说很受关注，经常有初学者让我推荐关于五运六气的入门之书，说实话，目前书市上还真难寻觅到一本简而可据、约而不漏的运气简要参考书，正因为有此遗憾，所以我很想看看吴老这本40年前的讲稿到底是啥样？写了哪些内容？当我与任老共同完成并发表在《中国中医药报》上题为《建立中医学术文化的自我——怀念新安医家吴锦洪》一文后，我便迫不及待地联系了《中医药临床杂志》社的汪新安老师，因汪新安老师的父亲汪文生先生是吴老的得意门生，也是《今翁医论——吴锦洪中医学术拾萃》的主要整理者，凑巧的是汪老师那几日正好在休宁老家，所以很快就从他父亲那里看到了我提到的那个运气小册子，并复印后快递给我，同时对书稿中部分复印不清晰的图片进行了拍照发给我。拿到复印稿后，我花了1周时间，一口气读完，深感吴老用功之深，文稿体例编排合理，基本知识点都有兼顾，尤其是对于律吕的讨论，着实具有先见。就目前来看，这本资料对于学习五运六气堪称入门阶梯。

怀着对吴老的崇敬之情，同时避免明珠蒙尘，我向汪新安老师提出将吴老手稿适当加以注释整理后出版的想法，汪老师表示极力支持。后来我又通过汪老师联系了吴老的儿子吴守远先生，向他表达了我的想法，吴先生深表赞许与感谢，并嘱咐整理中具体问题与汪文生先生协商即可。随后我又联系了中国医药科技出版社范志霞副总编，她对此选题十分感兴趣，并极力促成。

由于诊务及琐事甚多，难免耽搁，为了加快整理进程，我想起了张凤雏老师，张老师醉心运气学说研究有年，理论深厚，吸收各家之说，我们举办的学术沙龙他几乎每次都来，并时有高论，一来二去，成为学友，加之他熟练操作计算机的优势，我便邀请他一起参与整理，张老师很爽快地答应了我，并承担了录入与注释的主要任务，这样为我减轻很多压力。

今天的这本《五运六气入门讲记》，就是在《中国医学气象学——运气学说参考资料》基础上整理出来的，之所以将原来的"中国医学气象学"改名"五运六气"，是因为，吴锦洪教授的讲稿内容主要围绕《黄帝内经》的五运六气学说。另外，从一定程度上讲《黄帝内经》五运六气学说研究的范围较之医学气象学内容更丰富，更能体现中华民族道法自然、天人合一的精神追求。由于时代原因，学界一度将运气学说与医学气象学结合，甚至将运气学说界定为古代的医学气象学，某种程度上是为了使人更容易理解和接受。运气学说有医学气象学研究的内容，但其核心理论是气化理论，而运气气化着重揭示宇宙运动、气化以及生物体生长发展变化的宏观整体关系，运气学说较之医学气象研究内涵、外延、方法等有共性、更有差异。

目前对运气学说的定义，虽然众说不一，但笔者认为，运气学说的内核实际上就是研究如何实现天人合一。笔者跟随顾植山教授学习近20年，顾老师提出，运气学说是基于天人相应的"六气六律"和"五气更立"的周期变化理论，探讨自然变化的周期性规律及其对人体健康和疾病的影响，进而研究把握自然动态周期规律进行诊治疾病与养生治未病方法的一门学问。这一表述还是比较恰当的。

那么，何为医学气象学呢？医学气象学是生物气象学的分支，是研究天气、气候对人类健康影响的一门边缘学科，是医学与气象学的交叉性学科。在我国，有专门的医学气象学学术组织，湖北省1986年在全国成立了最早的医学气象专业委员会。中国气象学会医学气象学委员会于2009年10月成立，其主要任务旨在"加强天气、气候变化对人体健康的影响机制及变化规律的研究，使人类有效适应全球变化的大环境，减少气候变化对人类自身健康的负面效应以及突发疾病事件的影响"。医学气象所研究的内容主要有：气象、气候因素对人体生理的影响及与人类疾病发生、流行的关系；大气污染对人体健康的影响；对健康不良影响的气象因素和疾病流行的预测预报；太阳活动、日食、月食、宇宙射线等与疾病流行关系的研究；以及利用有利的气象、气候因素（如山地气候、滨海气候、森林气候）和人工气候治疗（气雾治疗等）来增强健康、防治疾病。所以，医学气象学与运气学说的差别是显然的。

吴锦洪教授出生于古徽州，那里有根植于徽文化沃土上的一朵中医奇葩，享誉全国的新安医学，那里被称为明清中医药的"硅谷"。历代新安医家勤于著述、善于创新，据王乐匋主编的《新安医籍考》记载，在清代268年中，新安医家进一步展开学术争鸣，涌现名医281人，有136人撰写了239部医学著作。著名的医家有程敬通、程应旄、郑重光、程云来、汪昂、程国彭、郑梅涧、程杏轩、汪绂、许豫和等人。由此形成了学派纷呈、开放包容的学术生态。

近年来，我在中医学术流派研究中，以运气学说为切入点，对新安医学与龙砂医学做了一些横向比较研究，发现两个学术流派对运气学说的研究各有特色，龙砂医家对运气理论的阐发研究相对较少，而更重视运气学说的临床应用，譬如对《三因司天方》的运用，有其清晰的传承脉络与应用的医家群体，此外该流派现代研究异军突起，在全国形成引领态势。

通过研读新安医籍发现，历代新安医家对运气学说的理论研究较多，著述颇丰，且较集中于明清两代，医家之间对运气学说的态度不一，有赞同者，有明确反对者，临床运用主要集中在疫病与痘疹方面，现代研究呈渐趋淡化之势。

吴老对运气学说的重视与他熟谙新安医学文献是有一定关系的。下面我们简单来梳理一下。

新安运气著作中，名气较大者，要数明代医家汪机的《运气易览》一书，该书对运气学说中的六十年交司时刻、月建、五音建运、南北政等重要问题进行了深入阐述，并阐明了研究运气学说的科学态度，指出"运气一书，岂可胶泥于其法而不求其法外之遗耶……务须随机达变，因时识宜，庶得古人未发之旨，而能尽其不言之妙也。"他还指出研究运气应不限于一年一时之变化，百千万年之间也有此理，应注意"元会运世"（即三十年为一世，十二世为一运，三十运为一会，十二会为一元），对后世大司天理论的形成有一定影响。

孙一奎《医旨绪余》一书中，族子烨元素所撰序言，论述了孙氏对运气理论运用之娴熟，其曰："于凡天地间浮沉升降之机，阴阳阖辟之运，气化推迁、消息盈缩之数，人身之寒热、虚实、顺逆、表里之异，镜莹于中。其治病也，察天时，稽气运，审受病之因，酌君臣佐使之用，故投剂辄效，藉藉称奇矣。"另外，《医旨绪余》中孙氏将元代王好古《汤液本草》中五脏苦欲补泻药味收录，意味深远。"五脏苦欲补泻"原则为运气理论选方用药提供了一种模式，宋代陈无择的运气十六方，主要根据《内经》的五脏苦欲补泻理论用药。

徐春甫于嘉靖三十五年（1556），编成《古今医统大全》，全书共100卷，收录了《天元玉册》《玄珠密语》《圣济经》等运气著作，同时将汪机的《运气易览》亦予收录。《古今医统大全》概括了明代以前我国重要医学典籍和医学成就，被列为我国医学史上十大医学全书之一，影响力较大，因之，对于传播运气学说起到了积极作用。

前面介绍的几位明代医家，对运气之学都持赞同意见，但也有意见不同者，如吴崑，作为明代晚期著名新安医家，其注释的《素问》，是《素问》注释史上一部经典之作。但吴崑在《素问吴注》自序中表达对一些人胶柱鼓瑟、拘泥术数推演做法的批判以及《黄帝内经素问》"遗篇"的不同观点，称之"叛经行怪，类如《伤寒钤法》《素问》遗篇，则妖氛尔，孛彗尔，白虹尔，薄蚀尔。非惟羲和忧之，具目者之所共忧也"。

逮至清代，罗美所撰《内经博议》，卷一列天道、人道两部，探讨《内经》五运六气、阴阳五行等；卷二有对三阴三阳岁气主病等考究。对《内经》运气学说的阐发，注重结合临证体验而加以贯穿会通，每多发前人所未发者。如，其论天道阴阳之变，则有气交外感主病之疏，强调外有运气之感，原各有内气之应，非可止以外邪治之；其论神机，分别从阴阳开阖、四时五行等方面阐发其出入机转。清人叶子雨在《难经正义》中评吴氏《温病条辨》曰：运气之学，白首难究。全元起以下数十家，皆随文诠释，未能实有指归，惟罗东逸之《博议》差强人意。

江之兰《医津一筏》，又名《内经释要》，提出治病必求其本"必伏其所主而先其所因""必先岁气，无伐天和"，指出五运六气各具一体用，各具一太极，亢害承制，归于和平。同时，江氏在跋中指出，"运气之说，若按图索骥，似堕马宗素术中……然不深求其理，安知人在气交中，五运六气太过不及，阴阳胜复内外合邪，皆能为病？"主张应灵活运用运气。

吴谦主持编纂的《医宗金鉴》，为清代御制"中医教材"，其中《四诊运气心法要诀》分为四诊心法要诀以及运气要诀予以论述，将《内经》运气要语，编成歌诀，并列图于前，使学人一览即明其大纲旨要之所在，对于运气学说的普及推广具有重要意义。

程知在所著《医经理解》自序中说道："读书不求甚解，此语未可用之医人，何则？六淫之气可以……乃复以运气、药物之义续成其解，要使后之学一见而明其所以然。"

郑沛著有《运气图解》，方成培撰有《运气图解提要》，文献记载郑梅涧授传方氏喉科医术，为方氏家传秘本《授医秘录》作序，并为方论授运气学说。

汪昂有感《内经》"其书理致渊深，包举弘博，上穷苍黅七政之精，下察风水五方之宜，中列人身赅存之数。与夫阴阳之阖辟，五行之胜复……非深于性命之旨者，其孰能与于斯乎"，遂选录《素问》《灵枢》针灸以外内容，成《素问灵枢类纂约注》，分藏象、经络、病机、脉象、诊候、运气等九篇，参考历代《内经》注家之论作注释。

余国佩著有《医理》，对燥、湿二气的认识独具匠心，提出需随时了解大运之变更、六气之纲领和致病因素，以此改变成方的配伍，发明前人所未备，以应付疾病无穷之变化。《医理》中"六气独重燥湿论""元会大运论""医法顺时论""药性随运变更论"等运气学说内容，多有发微。

程杏轩之《医述》，"取先正之书，反复披阅，语有精粹，辄随扎记"，卷一"医学溯源"单列"运气"，选录《内经》《类经》运气之论，《白虎通》律吕，以及刘温舒等人之论，采其菁华，遗其糟粕，以广其传。

王勋"留意三十余载，始悟得病之源，治疫之理。今遵司天运气，推算甲子一周，每岁著论治春四时之病，留一主方，以补前人所未备"，撰《慈航集三元普济方》四卷，卷一论"五运太过不及""六气司天在泉"等，并列有"六十甲子春邪时感方""子、午年瘟疫初病主方""卯、酉年瘟疫初病主方""六十甲子司天运气施送正气丸方"，是新安医家中应用运气学说于临床之佼佼者。

许豫和儿科临证重视五运六气，观察到运气与儿科疾病发病关系，并在治疗上主张"必先岁气，勿伐天和"。其在《怡堂散记》中论述惊风发搐时注意到："辛亥首春，婴幼多惊风之患，此天行之病，气候使然。经曰：'巳亥之岁，上见厥阴。厥阴司天，其化为风。'风令最早，小儿得春气之先，风胜则动，其病为搐。岁气之病，各有所主。"同时，临床体会同一方剂，因不同年份岁气不同，同一疾病，用之不效，据岁气调整君药即效。如在"丙申长夏复论暑风"言：向治（小儿）暑风惊搐用暑风饮子加黄连，全活甚众。丙申岁如法施治，率多不效。求所以不效之故……天时之病，当从岁气用药。子午之岁，少阴君火司天，黄连泻火故效。丑未之岁，太阴湿土司天，黄连苦燥湿，虽泻心、泻脾，亦效。寅申之岁，少阳相火司天，泻相火当君黄柏，黄连而用其为不效宜矣。乃复于暑风饮子增加减法，循岁气也……另有文献记载，民国癸酉（1933）歙南大疫，群医束手无策，戴松谷认为"必须深明五运六气"，这是临床实证后的至理名言，高度概括了运气理论在疫病防治中独到价值。

……凡此等等，不再一一罗列。遗憾的是，现代学者对于新安医学的研究中，尚未见运气学说专题研究，吴锦洪老此书或可弥补这一缺憾。

《五运六气入门讲记》共有6章，第1章讲天干地支，论述干支的起源、干支的涵义、干支与阴阳五行、干支与历法等问题；第2章讲五运，主要论述十干统运、五气经天化五运、大运以及推算方法、五音建运、主运、客运等知识点；第3章讲六气，讲述十二支化气、主气及推算方法、客气、司天在泉、左右间气、客主加临、南北政问题；第4章讲运气相临，阐述运气相合出现的顺逆、同化等问题；第5章讲医易简说，介绍了太极、八卦、先天八卦、后天八卦、河图、洛书等与运气学说相关的知识点；第6章讲音律，简明扼要地介绍了律吕以及音律与阴阳五行天干地支的配合，这些知识点有的离我们似乎很遥远，但是却有重要的意义，很多人都缺这一课。书中附有大量图表，如：北斗七星图、时辰换算图、河图变体图、无极转化太极示意图、古太极图、伏羲八卦方位象数图、文王八卦五行方位图、河图、洛书、洛书合先天八卦图、洛书合后天八卦图、十二律隔八相生、六十律隔八相生等，共计55幅图表，对于理解文意多有裨益。

本次整理本着以下几个原则进行：①原稿为吴锦洪教授所编著，所以应尊重原作者，以吴老底稿为主，原则上不作大的调整。②由于书稿是当时讲座教案性质的文稿，有些内容没有展开，加之部分术语古奥难懂，酌情以评注形式，适当注释，以方便读者阅读。③为便于初学者能较快掌握运气常位推演，达到学习目的，相应地方配了一些自绘图表，以便于读者理解记忆。④文稿中表21"六十年运气变化简表"，吴老编制时间为1924年至1983年，由于时序更迭，现据原意原体例，扩充一个甲子，即1984年至2043年。⑤书末有张凤雏撰写的后记一篇，介绍了五运六气的价值、意义、学习方法以及常位推演范式。

此外，由于时代因素以及近年该学术领域一些新的研究成果不断呈现，在部分学术问题的理解上可能存在差异甚至争议，这里不作评判，需要说明是，本书正文部分观点仅代表吴锦洪教授当年个人学术观点。

本书蒙首届国医大师李济仁教授、第二届国医大师徐经世教授、孙光荣教授分别作序推介；又承"西泠五老"之一的林乾良教授题写书名；令书稿增色不少。在此一并表示感谢！

书稿既成，想着还是应该交代一下整理此书的缘起与经过，脑海里瞬间忆起吴老曾有和许孔璋老"踏莎行"原韵一阕中"翰章学术忘岁月"句，很有意境，恰能表达我对吴老的崇敬之心。时光如白驹过隙，百年岁月弹指一挥，斯人虽去，斯文长留，遂以此作标题，写了一点文字以作小引。

陶国水
写于青弋江畔看云楼
时在己亥立秋

前　言

五运六气简称"运气"，是我国古代研究气象变化对生物、特别是人类疾病产生影响的一门科学，又称"运气学说"。

五运六气在现存的中医书籍中，最早见于《内经·素问》的"天元纪"到"至真要"等七篇大论（简称"运气七篇"）。宋代林亿等经过考证，认为"运气七篇"不是《素问》的原文，疑是王冰加入的。王冰为唐代人，则运气学说似在唐代开始流传，所以现存唐以前的医学文献，除《褚澄遗书》外，绝少有谈到五运六气的。但是，《褚澄遗书》是本伪书，不是南齐褚氏所著。日本丹波元简说："运气之宗，昉于《素问》，见《褚澄遗书》，褚乃南齐（479—501）人，然则运气之混于《素问》，在于六朝以前乎？褚书盖萧渊所依托得于古冢中者，乃欲托《汲冢》古书耳。隋·萧吉作《五行大义》，上自经传，下至阴阳医卜之书，凡言涉五行者，莫不网罗蒐辑焉，特至五运六气、胜复加临之义，则片言只字无论及者，其起于隋以后，确乎可知矣。"（《医賸·运气》）《褚氏遗书》原题南齐人褚澄撰，前有后唐清泰二年（935）萧渊的一篇序，因此有人怀疑本书即萧渊伪托褚氏之作。但是，《四库全书提要》更疑为宋人所著。今丹波氏据《五行大义》没有"运气"的内容，断定运气学说起于隋代以后，这是有道理的。

"运气七篇"经王冰和启玄子（人们认为是王冰的别号）《玄珠密语》的注释和阐述后，又经宋代刘温舒撰《素问入式运气论奥》（1099）作了详细的阐解。当时的学者，如沈括（《梦溪笔谈》）、杨子建（《通神论》）等，均曾对五运六气加以评议，各有发明。宋代的方书如《太平圣惠方》（992）、史堪《指南方》（1068）、《圣济总录》（1112）以及陈言的《三因极一病症方论》（1174）等书，都详细论述了运气与治病的关系。此外，宋代还把运气学说列为医学生的必修课和考核医生的主要科目，它的试题和答案，可以在当时刊印的《太医局诸科程文格》一书中看到。可见当时对五运六气十分重视，所以这门科学在宋代是非常盛行的。

五运六气学说创于何时？何人？目前还无可考征。丹波元简说："未知创于何人，岂所谓玄珠先生者乎？"（《医賸·运气》）。但是，玄珠先生是何时、何地人，也是无可考查。至于运气学说的学术思想渊源，有人认为和盛行于两汉说灾异的《纬书》有密切关系［王士福．五运六气说起源的商讨．医学史与保健组织，1958，（2）：127．］。西汉中期以后，许多人都以阴阳五行之说附会所谓经书，大加发挥，是为《纬书》，如《易纬》《礼纬》等，其具体作者，已不可考。在那时出版的大量纬书里充斥着"望候星气与灾祥"这类占星术的内容，多属封建迷信的玄学，运气学说虽有缺陷，但其学术思想是基本合乎科学的，绝不能与《纬书》等同看待。

五运六气在历史上有过激烈的争议。有些人把它看作"医门之玄机"，甚至说"不读五运六气，检遍方书何济？"但另有一些人说它"无益于治疗，而有误于来学"。正如刘完素所说："世俗或以谓运气无征（无有事实验征），而为惑人之妄说者；或但言运气为大道玄机（是最大的道理和玄妙的机制），若非生而知之，则莫能学之者。"（《内经运气要旨论》）

由于在这门学说开始盛行的宋代以迄元明，就有两种极端的看法，加上运气理论的文字深奥难懂，内容非常广泛，这就严重影响了运气学说的流传和发展。据刘完素说，在金元时期运气学说已是"学者寡而知者鲜"了。到了近代，有些人根本不去了解它的内容，断然地说它是"封建迷信"的糟粕。全部加以否定，致使这门古代的"边缘科学"，逐渐濒临绝灭的边缘。

运气学说在中医学术思想中占有比较重要的地位。它是在中医学的理论基础"人与天地相应"整体观上建立起来的。所谓"人与天地相应"，就是人体与天地间的一切变化，特别是与季节气候的变化息息相关。天地间的变化，古人通过世代的长期观察，发现有广泛的节律和周期性，并认为都可以借用阴阳五行学说来阐述和解释，还可运用干支符号来进行推算。自然界客观存在着的气象变化规律，以及生物（包括人类）对这些变化所产生的相应反应，就是运气学说所依据的物质基础。所以，运气学说绝不是形而上学，更不是"封建迷信"的糟粕，可以看作是我国古代的一门"医学气象学"。

《内经》中讨论运气学说的有："天元纪大论""五常政大论""五运行大论""六微旨大论""至真要大论""六元正纪大论""气交变大论"等七篇，再加上《内经素问遗篇》的"刺法论"和"本病论"共有九篇，其他篇中的有关内容，例如"六节藏象论"等篇中的有关论述还未计算在内。从篇幅字数上看，占《素问》全书的三分之一以上。可见运气学说在《内经》中的比重很大，它在中医学中占有重要的地位。

医学与气象的关系十分密切，在《内经》中对此论述得非常广泛。如《素问》中的"四气调神大论""生气通天论""藏气法时论"等等，绝大多数的篇幅中都涉及气象对人体生理、病理、诊断以及预防治疗等各方面的密切关系。五运六气不过是其中一个部分而已。

"医学气象学"是近代在国外开始出现的一门"边缘科学"，目前世界上不少国家对此相当重视。此外，还有所谓"时间生物医学"（生物钟医学）"时间诊断学""时间药理学"和"时间治疗学"的研究都在蓬勃兴起。而我国远在一千多年前便已有了应用的"运气学说"，至今仍没有得到很好的研究和发展，还是十分原始和粗糙，对这门祖国医学的文化遗产，直到最近仍然有人不分青红皂白地说它是"神秘玄幻的说法""完全是一种荒诞不经的文字游戏，毫无实际和科学的根据"等等，完全加以抹杀。

编者有鉴于此，故将天干地支和五运六气的有关资料，略加整理，辑成本书，供初学运气学说的读者参考。由于运气学说的基本内容是以宇宙间的气象变化为基础，它涉及古代的天文、地理、音律、历学以及医学和哲学等各方面的知识，范围十分广泛，限于编者水平，不可能作更多的讨论和介绍，而且错误和不妥之处，在所难免，欢迎读者给予批评指正。

新安吴锦洪

写于一九八〇年一月

时太岁在屠维协洽季冬之月

【评注】落款"时太岁在屠维协洽季冬之月"一句里的屠维协洽，用的是岁阳与岁阴相配的方法命名，屠维协洽指的是己未年（根据作者的撰文日期，当为1979年），己的岁阳是屠维，未的岁阴（也称太岁十二辰的别名）为协洽。再比如，2019己亥年也可称为：屠维大渊献。如需要了解详细相配表，请参阅第一章的干支的起源的末尾评注部分。

目录

第一章 天干地支

第一节　干支的起源

甲、乙、丙、丁、戊、己、庚、辛、壬、癸名为"十干"，子、丑、寅、卯、辰、巳、午、未、申、酉、戌、亥名为"十二支"，省称叫做"干支"，又作"干枝"。它的起源主要有3种传说。

【评注】《素问·六微旨大论》曰："天气始于甲，地气始于子，子甲相合，命曰岁立。"意思是说天气有十干而始于甲，地气有十二支而始于子，干支相合而岁气立。

在运气学领域，天干和地支是五运六气的演绎符号。五运配以天干（天干统运），六气配以地支（地支纪气），然后可依据各年干支推测各年岁运盈虚，气令早晏，万物生死，明其用以察其病。

1. 大挠作甲子

"大挠始作甲乙以名日，谓之干；作子丑以名月，谓之枝"（《后汉书·律历志》引"月令章句"）。大挠开始创作甲乙等十干作为日数的代名，称作"干"，干是树的主干；创作子丑等十二支作为月数的代名，称作"枝"，枝是树的分支。大挠相传是黄帝轩辕氏的臣子，则甲子始作于公元前25世纪的黄帝时代。(据《历代纪元编》记载，公元前2491年为黄帝元年)。

【评注】大挠(读音náo)亦作"大桡"。传说为黄帝臣子。根据隋·萧吉《五行大义》中记载，大挠"采五行之情，占斗机所建，始作甲乙以名日，谓之干，作子丑以名月，谓之枝。有事于天则用日，有事于地则用月。阴阳之别，故有枝干名也。"此外，按照当前通行的说法黄帝元年应是始于第一个干支纪年的甲子年，即公元前2697年。

2. 伏羲造干支

"伏羲始造干支甲子"(《物原·天原》)。在宋代罗泌所著的《路史》里还有较详细的记载："伏羲命潜龙氏筮(读音shì)之，乃迎日推策、相刚，建造甲子，以命岁时，配天为干，配地为枝。"伏羲命令潜龙氏按每天来临的日数推算，建造了甲子，作为年岁时日的名称，并以十干配天，十二支配地，这里已明确提出干支有天干地支之分。伏羲、神农、黄帝是传说中上古的"三皇五帝"时代，伏羲比黄帝更为远古，其年代已无可考查，一般认为大约在公元前三十多世纪。

3. 天皇氏创制干支

此说见于刘恕的《外纪》，但天皇氏较"三皇五帝"时代更为久远，其年代已无法考证。

以上传说，不管其可靠性如何，但说明了两个问题：一是干支的起源很古；二是干支在古代是用来计算日月岁时的一种符号。从近代出土的甲骨文的卜辞中，可以得到证明，在殷商时期，已普遍把干支作为纪日纪旬的符号了。甲骨文字为古代刻于龟甲或兽骨上的文字，大抵均为占卜后的纪录，所以也称"卜辞"。从1898年起，在河南省安阳县(古代殷的都城)陆续发现，前后共计约10万片，据考证为商代中期(公元前14世纪)的遗物。既然干支在这个时期已经普遍使用，则其起源于殷商之前可无疑义。或者说上古时期还没有文字，怎能有干支？要知原始的干支都是象形的，是一种图象而已，从干支的古篆可以看到古人造甲子是拿人体来比拟的。例如"甲"字，古篆作"甲"，《说文》引《太乙经》说："甲为人头。""乙"字，古篆作"乙"，《说文》说：象人颈。其他如，"丙"字，古篆作"丙"，象人肩；"丁"字，古篆作"个"，象人心；"戊"字，古篆作"戊"，象人胁；"己"字，古篆作"弓"，象人腹；"庚"字，古篆作"庸"，象人脐；"辛"字，古篆作"辛"，象人股；"壬"字，古篆作"壬"，象人胫；"癸"字，古篆作"癸"，象人足。若把这十个字拼合起来，就可画成一个人形。便是地支也是象形的，如"卯"字，古篆作"卯"，象开门（卯时日出，开门而作）；"巳"字，古篆作"巳"，象蛇；"亥"字，古篆作"亥"，象猪；"午"字，古篆作"午"，象指南针。这都可证明干支在上古象形文字创制时已经存在了。

【评注】用十天干的篆书文字拼合起来，画成一个人形。见注图1。

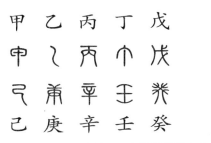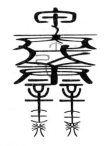

注图1　十天干篆书文字拼合图

用甲子纪月、纪日、纪时是很古的。"民国十八年（公元1929年）秋季，容庚曾为燕京大学购得一枚（甲骨），列六十甲子甚全，骨版刮治甚平滑，背面又经钻凿。此版既非卜用，可决为专作旬历之用了。"（《甲骨学商史编》）这可证明在殷商时期，干支甲子已普遍应用于日历上了。但是用甲子纪年，据说是在东汉光武（公元25—55年）以后才逐渐普遍使用（任应秋：《五运六气》）。东汉以前纪年的符号，根据《尔雅·释天》，相当于十天干的称为"岁阳"，相当于十二地支的称为"岁阴"，附录于下。

甲——阏逢（《史记》作"焉逢"）（读音：yān féng）

己——屠维

乙——旃蒙（《史记》作"端蒙"）（读音：zhān méng）

庚——上章

丙——柔兆

辛——重光

丁——强圉（读音：qiáng yǔ）

壬——玄黓（读音：xuán yì）

戊——著雍

癸——昭阳

以上为"岁阳"。

寅——摄提格

卯——单阏（读音：chán yān）

辰——执徐

巳——大荒落

午——敦牂（读音：dūn zāng）

未——协洽

申——涒滩（读音：tūn tān）

酉——作噩（读音：zuò è）

戌——阉茂

亥——大渊献

子——困敦

丑——赤奋若

以上为"岁阴"。

把这岁阳岁阴配合起来，也有甲子的意义。如"太岁在甲曰阏逢""太岁在子曰困敦"，阏逢、困敦配合起来，便相当于"甲子"，旃蒙、赤奋若便相当于"乙丑"，余可仿此。它们也同甲子之纪年，只是没有干支的五六节制、阴阳相合的意义，所以终为甲子所替了。我国历代都用干支记录岁月。有人考证，自公元前722年（鲁隐公元年，为孔子编《春秋》记事的第一年），直到公元1910年（辛亥革命的前一年，也就是清朝宣统二年），在这2600多年间，我国的干支纪日，从未间断过。这是世界上迄今最长久、最完整的纪日。（陈遵妫：《中国古代天文学简史》，上海人民出版社，1955）。

【评注】读过《资治通鉴》的人，如果细心一点的话，会发现在《资治通鉴》每一篇文字开头都有类似这样的话："起著雍摄提格，尽玄黓困敦，凡三十五年。"（《资治通鉴·周纪·周纪一》）这句话的意思是说文章记录的是从戊寅年开始到壬子年一共三十五年的事情。再比如，《资治通鉴·秦纪·秦纪一》开篇写道："起柔兆敦牂，尽昭阳作噩，凡二十八年。"说的是丙午到癸酉共二十八年的事情。为方便读者了解太岁纪年（岁阳、岁阴）法，特制作注表1供参考。

注表1 六十甲子与太岁纪年（岁阳、岁阴）对照表

甲子	乙丑	丙寅	丁卯	戊辰
阏逢困敦	旃蒙赤奋若	柔兆摄提格	强围单阏	著雍执徐
甲戌	乙亥	丙子	丁丑	戊寅
阏逢阉茂	旃蒙大渊献	柔兆困敦	强围赤奋若	著雍摄提格
甲申	乙酉	丙戌	丁亥	戊子
阏逢涒滩	旃蒙作噩	柔兆阉茂	强围大渊献	著雍困敦
甲午	乙未	丙申	丁酉	戊戌
阏逢敦牂	旃蒙协洽	柔兆涒滩	强围作噩	著雍阉茂
甲辰	乙巳	丙午	丁未	戊申
阏逢执徐	旃蒙大荒落	柔兆敦牂	强围协洽	著雍涒滩
甲寅	乙卯	丙辰	丁巳	戊午
阏逢摄提格	旃蒙单阏	柔兆执徐	强围大荒落	著雍敦牂
己巳	庚午	辛未	壬申	癸酉
屠维大荒落	上章敦牂	重光协洽	玄黓涒滩	昭阳作噩
己卯	庚辰	辛巳	壬午	癸未
屠维单阏	上章执徐	重光大荒落	玄黓敦牂	昭阳协洽
己丑	庚寅	辛卯	壬辰	癸巳
屠维赤奋若	上章摄提格	重光单阏	玄黓执徐	昭阳大荒落
己亥	庚子	辛丑	壬寅	癸卯
屠维大渊献	上章困敦	重光赤奋若	玄黓摄提格	昭阳单阏
己酉	庚戌	辛亥	壬子	癸丑
屠维作噩	上章阉茂	重光大渊献	玄黓困敦	昭阳赤奋若
己未	庚申	辛酉	壬戌	癸亥
屠维协洽	上章涒滩	重光作噩	玄黓阉茂	昭阳大渊献

　　后世在太岁纪年（岁阳、岁阴）的写法上大多数采用的是根据《尔雅·释天》的写法，但《史记·历书》中的写法和《尔雅·释天》不同，《史记》和《尔雅》中关于地支的写法基本一致，只是个别字的不同，但十天干的写法完全不同，现列注表2、注表

3 于下，供大家参考。

注表2　十天干《尔雅》《史记》写法

天干	甲	乙	丙	丁	戊	己	庚	辛	壬	癸
尔雅写法	阏逢	旃蒙	柔兆	强圉	著雍	屠维	上章	重光	玄黓	昭阳
史记写法	焉逢	端蒙	游兆	强梧	徒维	祝犁	商横	昭阳	横艾	尚章

注表3　十二地支《尔雅》《史记》写法

地支	子	丑	寅	卯	辰	巳	午	未	申	酉	戌	亥
尔雅写法	困敦	赤奋若	摄提格	单阏	执徐	大荒落	敦牂	协洽	涒滩	作噩	阉茂	大渊献
史记写法	困敦	赤奋若	摄提格	单阏	执徐	大荒骆	敦牂	叶洽	涒滩	作鄂	阉茂	大渊献

　　此外，除了太岁纪年（岁阳、岁阴结合）之外，还有一种称为岁星纪年［柯资能等通过考证认为，由于春秋战国时代的所有岁星天象纪年资料都遵守严格的12年周期，而无视天文实际，这说明所谓的岁星纪年是先秦星占官员为了解释当年发生的重大事件。见：柯资能，顾植山. 五运六气研究中关于干支纪年若干问题的讨论. 中国中医基础医学杂志，2005，11（6）：412-413］，这种纪年法是从岁星（木星）的运行周期演化而来的。由于岁星绕太阳公转一周大约等于十二年（实际是11.86年），因此把岁星运行的轨道划分为"十二次"，又叫黄道十二宫（木星的行宫），各取一个名称，自左至右十二次的名称是：

　　星纪（丑）；玄枵（读音 xuán xiāo，子）；诹訾（读音 zōu zī，有时也称娵訾读音 jū zī，亥）；降娄（戌）；大梁（酉）；实沈（申）；鹑首（未）；鹑火（午）；鹑尾（巳）；寿星（辰）；大火（卯）；析木（寅），大家如果今后读古文的时候看见"岁在降娄"说明就是说戌年的事情了，地支与十二次顺序对应见注表4。

注表4　地支十二次名称

地支	子	丑	寅	卯	辰	巳
十二次名称	玄枵	星纪	析木	大火	寿星	鹑尾
地支	午	未	申	酉	戌	亥
十二次名称	鹑火	鹑首	实沈	大梁	降娄	诹訾

第二节　干支的涵义

一、十干

颜师古注《汉书·食货志》："干，犹个也"，十干就是十个数字的意思。十干的数序是：甲1、乙2、丙3、丁4、戊5、己6、庚7、辛8、壬9、癸10，名为天干之数。为什么说它是"天干"？邵雍说："十干、天也"（《皇极经世》），《素问·六微旨大论》："天气始于甲"，因为古人用十干之数来记每天的次第，故称"天干"。但是，天干的数序不仅是一种数字符号，还具有更实际的涵义，今将《史记》和《汉书》的解释并列于下。

十干《史记·律书》	《汉书·律历志》
甲——万物剖符甲而出也	出甲于甲
乙——万物生轧轧	奋轧于乙
丙——阳道着明	明炳于丙
丁——万物丁壮	大盛于丁
戊	丰楙于戊
己	理纪于己
庚——阴气庚万物	敛更于庚
辛——万物之辛生	悉新于辛
壬——阳气任养于下也	怀任于壬
癸——万物可揆度	陈揆于癸

以上十干的译义是：

甲为嫩芽突破莩甲（荚）而初生（剖符、出甲）。

乙为幼苗逐渐抽轧地生长（物生轧轧）。

丙为阳盛气充，生长得特别地显明（阳道明炳）。

丁为不断地成长壮大（丁壮大盛）。

戊为万物越发丰茂（丰楙于戊）。

己为成熟已极（理纪于己）。

庚为果实收敛（藏），生命将从此而更换（敛更于庚）。

辛为成熟辛杀以后，新的生机又将开始（悉新于辛）。

壬为阳气又妊养着新的生命（阳气怀任，任同妊）。

癸为生命又已开始，宿根待发（陈揆于癸）。

可见十干的数序，象征了生物由发生而少壮，而繁盛，而衰老，而死亡，而又更始的次序，这是对生命发展过程的观察而得出的。

二、十二支

"支，分也"（《类篇》）。古人把十二支分别代表十二个月以成一岁，月属阴，故叫做"岁阴"。"岁阴者，子、丑、寅、卯、辰、巳、午、未、申、酉、戌、亥十二支是也"（《尔雅·释天》）。《素问·六微旨大论》："地气始于子"，所以十二支又叫做十二地支。地支的数序是：子1、丑2、寅3、卯4、辰5、巳6、午7、未8、申9、酉10、戌11、亥12。但是，十二支建于十二月的次序是始于寅而终于丑（其义见后"正月建寅"）。

十二支的涵义，据《史记》《汉书》解释于下。

十二支《史记·律书》《汉书·律历志》

寅　万物始生螾然也，引达于寅。

卯　言万物茂也，冒茆于卯。

辰　万物之蜄也，振美于辰。

巳　阳气之已尽（盛），已盛于巳。

午　阴阳交曰午，咢布于午。

未　万物皆有滋味也，味薆于未。

申　阴用事申贼万物，申坚于申。

酉　万物之老也，留执于酉。

戌　万物尽灭，毕入于戌。

亥　该也，阳气藏于下也。该阂于亥。

子　万物滋于下，孳萌于子。

丑　纽也，阳气在上未降，万物厄纽未敢出。纽牙于丑。

十二支与十干可谓具有同一的涵义。

正月为孟春，阳气初发，生物开始演变（始生螾然），故建之以寅。

二月仲春，阳气方盛，生物成长茂盛，（万物茂也），故建之以卯。

三月季春，春阳振动，生物长得茂美（振美），故建之以辰。

四月孟夏，阳气已盛（已盛于巳），故建之以巳。

五月仲夏，阳盛极而阴生，生物成长，萼繁叶布（阴阳交，萼布），故建之以午。

六月季夏，生物盛长，果实成熟（物成有味），故建之以未。

七月孟秋，秋凉初至，生物将受到阴气的贼害而开始枯萎（阴用事，申贼万物），故建之以申。

八月仲秋，阴气渐盛，生物衰老（万物之老），故建之以酉。

九月季秋，生物尽收（尽灭），故建之以戌。

十月孟冬，阴气盛于外，阳气潜藏于内（阳气藏于下也），故建之以亥。

十一月仲冬，地下的初阳渐萌动，生物的幼芽亦从地下开始孳生（滋于下，孳萌），故建之以子。

十二月季冬，生物的幼芽因阳气未盛，还未能解脱阴气的阻力而出土（厄纽未敢出），故建之以丑。

由此可见，十二支的数序同十干一样，其次第也包涵了生物的生长化收藏和再生长的意义。

第三节　干支与阴阳五行

一、干支与阴阳的配合

早期阴阳的观念，是用以说明宇宙万物互相区别，互相对立的两种基本属性。相传是作于殷周之际的《周易》，把自然界分为八个领域，即天地雷火风泽山水（这八个领域后来附会成乾坤震离巽兑艮坎八卦），其中天和地是最根本的、最早的一对阴阳概念。后来进一步把一切事物都纳入阴阳这对基本范畴中，并且认为任何事物都不能不受阴阳总规律的支配。《素问·阴阳应象大论》："阴阳者天地之道（规律）也，万物之纲纪，变化之父母，生杀之本始，神明之府也。"这是一种朴素的辩证法思想。干支的阴阳属性，总的来说，天干属阳，地支属阴。但从干支的序数来说，又各具阴阳，即单数属阳、双数属阴。

甲 1、丙 3、戊 5、庚 7、壬 9，属阳称"阳干"；乙 2、丁 4、己

6、辛8、癸10，属阴称"阴干"。子1、寅3、辰5、午7、申9、戌11，属阳称"阳支"；丑2、卯4、巳6、未8、酉10、亥12，属阴称"阴支"。但在运气学说中，也有把地支的前六位，即子、丑、寅、卯、辰、巳看作阳支；后六位即午、未、申、酉、戌、亥看作阴支。如司天在泉的子午、丑未，亦可作为是阴阳相偶的，即子丑为阳，午未为阴。

【评注】天干有10个，地支有12个，为何干支组合在一起是60甲子，而不是120甲子呢？这是因为，天干和地支的两两相配也是依从规律的，即：阳干配阳支，阴干配阴支。这样的话从甲子到癸亥，共六十个组合，称六十甲子。天干、地支的阴阳是如何区分呢？不论天干、地支，都是奇数为阳，偶数为阴。即一三五七九为阳，二四六八十为阴，见注表5、注表6。

注表5　天干阴阳表

天干阴阳	1	2	3	4	5	6	7	8	9	10
	甲阳	乙阴	丙阳	丁阴	戊阳	己阴	庚阳	辛阴	壬阳	癸阴

注表6　地支阴阳表

地支阴阳	1	2	3	4	5	6	7	8	9	10	11	12
	子阳	丑阴	寅阳	卯阴	辰阳	巳阴	午阳	未阴	申阳	酉阴	戌阳	亥阴

二、干支与五行的配合

"五行"是我国自然观发展史上独特的概念和范畴。最早的五行学说是用以解释宇宙万物本原的。正如同古希腊哲学家亚里士多德认为水、空气、火和土是四种基本的物质元素一样，我国古代认为金、木、水、火、土是构成世界的五种不可缺少的元素。《尚书·周书·洪范》："五行：一曰水，二曰火，三曰木，四曰金，五曰土。水曰润下，火曰炎上，木曰曲直，金曰从革，土爱稼穑。"这里不仅罗列了五行的名称，而且概括地描述了它们的性质：水的性质是润物而向下；火的性质是燃烧而向上；木的性质可曲可直；金的性质可以熔铸改造；土的性质可以耕种收获。这里"五行"完全是物质的概念。西周末年，史伯也说过："以土与金、木、水、火杂之，以成百物。"（《国语·郑语》）

五种元素的相互作用，能产生多种多样的物质，这里已经开始注意到五行的相互联系和相互作用。春秋时宋国的子罕也说过："天生五材，民并用之，废一不可"（《左传·襄公二十七年》），干脆把五行叫做"五材"，这也强调了它的物质性。五行学说的进一步发展，是在于阐明它们间的相互依存、相互制约的关系。所谓"五行相生"（木生火、火生土、土生金、金生水、水生木）、"五行相胜"

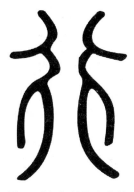

图1 "行"的篆书字体

（水胜火、火胜金、金胜木、木胜土、土胜水）是力图找出五种基本物质之间内在的联系。这种认识事物的方法有其正确的方面。"因为一切客观事物本来是互相联系和具有内部规律的"（《毛泽东选集》:《矛盾论》）在物质元素的相互作用中，更能掌握其基本属性。因此，五行相生和五行相胜，乃是五行学说的一个重要发展。运气学说就是运用阴阳五行学说的理论原则，配合天干地支来阐明气象变化的规律和进行推算的。

【评注】五行的概念不能简单地理解成为五种物质。五行的"行"字，《说文解字》说："人之步趋也"，也就是迈步行走的意思（见图1所示的"行"的篆书字体，这张图显现给我们的就是一个正在行走的人），进而可引申为行动、运行、运动。所谓"五行"，应是指自然界气的5种运行方式，或说是5种运动形式，更确切点来说五行也就是五运，是自然界气化运动中的生、长、化、收、藏的5种象态。

1.天干配五行

十天干可以根据它的阴阳属性分成五对，然后分别与五行配合。如，甲乙配木、丙丁配火、戊己配土、庚辛配金、壬癸配水。为什么要用两个干来配五行中的一"行"呢？因为天干有阴阳之分，五行亦有阴阳之别，如火有阴火、阳火，土有阴土、阳土等等。五行各有阴阳则其数为十，与十干的阴阳正好相符。所以十干的甲为阳木，乙为阴木；丙为阳火，丁为阴火；戊为阳土，己为阴土；庚为阳金，辛为阴金；壬为阳水，癸为阴水。

为什么十干中的甲乙配木、丙丁配火、戊己配土、庚辛配金、壬癸配水？前面谈过，十天干的数序体现了生物生长化收藏的涵义，而木、火、土、金、水五行相生的次序，亦与四季生化的顺序相符合。正如《内经》所说的："肝主春……其日甲乙"，"心主夏……其日丙丁"（《素问·脏气法时论》）。"天有四时五行，以生长收藏，以生寒暑燥湿风；人有五脏，化五气以生喜怒悲忧恐"（《素问·阴阳应象大论》），在这里《内经》把十干与五脏、四季联系起来，并与四时的气候，和生物生长收藏的生化规律以及人的五志（喜、怒、悲、忧、恐五种情志）联系起来。在方位上，甲乙属东方木位，丙丁属南方火位，戊己为中央土位，庚辛属西方金位，壬癸属北方水位。这样，通过五行和干支的配合，把自然界的一切现象与人体联系起来，形成为人与天地相应的一个整体观念。所以十干分配五行的意义，与五行分主五方四季等等的归类有关。

表1　十干五行归类简表

阴阳	阳	阴	阳	阴	阳	阴	阳	阴	阳	阴
十干	甲	乙	丙	丁	戊	己	庚	辛	壬	癸
五行	木		火		土		金		水	
四季	春		夏		长夏		秋		冬	
五化	生		长		化		收		藏	
四方	东		南		中央		西		北	
五脏	肝		心		脾		肺		肾	
五志	怒		喜		思		忧		恐	

【评注】《素问·脏气法时论》有云："五行者，金、木、水、火、土也……肝主春……其日甲乙；心主夏……其日丙丁；脾主长夏……其日戊己；肺主秋……其日庚辛；肾主冬……其日壬癸。"

2.地支配五行

十二支分配五行是：寅卯属木，巳午属火，申酉属金，亥子属水，丑辰未戌属土。因为地支主要是用来纪月的（参看"斗建斗纲"篇），农历正月建寅，二月建卯，正二月是春季，木旺于春，故寅卯属木；

四月建巳，五月建午是夏季，火旺于夏，所以巳午属火；七月建申，八月建酉是秋季，金旺于秋，所以申酉属金；十月建亥，十一月建子是冬季，水旺于冬，所以亥子属水；五行之中土旺四季，也就是说一年四季都有土旺的月份，每年春三月建辰，夏六月建未，秋九月建戌，冬十二月建丑，所以这四个月的月建辰未戌丑都属于土。

表2　十二支五行归类简表

阴阳	阳	阴	阴	阳	阳	阴	阳	阴	阴	阳
十二支	寅	卯	巳	午	辰	戌	未	丑	申	酉	亥	子
五行	木		火		土				金		水	
四季	春		夏		土旺四季				秋		冬	
月建	正月	二月	四月	五月	三月	九月	六月	十二月	七月	八月	十月	十一月

第四节　干支与历法

　　历法起源于对天象的观测，天象观测最初是出自农牧业生产的实际需要。为了摸清日照强弱、温度高低、雨量多寡、霜期长短等规律，不误农时，人们就有必要尽可能准确地掌握寒来暑往，四季交替的规律，所以历法的进步，反映了天象观测的水平。

　　我国历法最古，相传黄帝命大桡作甲子时就有历法，是以冬至为岁首（正月）。传至"五帝"之一的颛顼（读音 zhuān xū）时有"颛顼历"，其内容不详。

　　到了帝尧，就把颛顼历加以改革，成了"夏历"，它同现在的农历（阴历）相似，是以建寅之月为岁首。所谓建寅之月，就是在这个月的黄昏，可以看到北斗的柄指着地面上的寅方。寅位东方属甲木，寅月（现在阴历的正月）是春令木旺、万物发生的时候。

　　现存的《夏小正》一书，虽然不是夏代（公元前21世纪）的著作，但是，其中可能包含了夏代留传下来的一些天文历法知识。

　　到了殷商（公元前16~11世纪），据甲骨文，那时已用天干和地支配合来记载日期，历法逐渐细密了。《尚书·尧典》记载着："日中星鸟，以殷仲春；日永星火，以正仲夏；宵中星虚，以殷仲秋；日短星昴，以正仲冬。"这几句话的意思是：每当黄昏，星宿一（在长蛇座中，我国古星图上属南官朱雀，因此称为"星鸟"）升到中天，就是仲春时节，此时昼夜的长短基本相等；而当大火（角宿一，在天蝎座中）升到中天，就是仲夏时节，此时白昼最长；虚宿一（在宝瓶座中）升到中天，则是仲秋时节，昼夜长短又基本相等；到了昴星团（在金牛座中）升到中天，则是仲冬时节，此时白昼最短。据考证，这正反映了殷周之交（约公元前 11 世纪）的天象，而所谓仲春、仲夏、仲秋、仲冬就是春分。夏至、秋分、冬至四个节气，可见殷周之交历法已相当进步了［竺可桢. 论以岁差定尚书尧典四仲中星之年代.《科学》月刊，1926，10（12）.］。二分二至的确定，证明那时对于太阳的周年视运动的观察和测定已经相当精细，而且又查明了昼夜长短与季节的关系。

我国古代对历法的制订，是在精密地测定太阳视运动和月亮圆缺变化的基础上，定出"年"的长度——太阳在众恒星间移行一周的时间（回归年），和"月"的长度——月亮圆缺一次的时间（朔望月），它们分别是阳历和阴历的基础。朔望月的周期是 29.5306 日，回归年的长度是 365 又 1/4 日，因为日的奇零部分为 1/4，所以叫做"四分历"。我国在战国时（公元前 403~221 年）已有四分历。在欧洲，罗马人于公元前 43 年采用的"儒略历"也是这个数值，却比我国晚了 300 年以上。

365.25 日为一年，29.53 日为一月，如以 12 个月为一年，则比回归年短了 11 天多，如以 13 个月为一年，则又比回归年长了 18 天多。所以在 19 年中设置 7 个闰月来解决这个矛盾。历法的这些基本原则：回归年、朔望月、置闰方法，直到现在，还在阴历（农历）中使用。我国的阴历，实际上是一种阴阳合历。

随着时代的推移，我国历法的精确度越来越高。宋代颁布的"统天历"（公元 1199 年），以 365.2425 日为一年的长度，和现今世界通用的"格里历"完全一样，但比格里历颁布的时间（公元 1582 年）要早383 年。在明代有位天文学家邢云路（公元 16—17 世纪）于 1608 年测得回归年的长度为 365.242190 日，竟然准确到十万分之一日。在没有精密仪器的古代，这是多么令人惊异的成绩！

一、斗纲斗建

干支与历法的关系非常密切。张景岳说："一岁四时之候，皆统于十二辰（十二支），十二辰者，以斗纲所指之地，即节气所在之处也。正月指寅，二月指卯，三月指辰，四月指巳，五月指午，六月指未，七月指申，八月指酉，九月指戌，十月指亥，十一月指子，十二月指丑，谓之'月建'。天之元气无形可观，观斗建之辰即可知。斗有七星，第一曰魁，第五曰衡，第七曰杓，此三星谓之'斗纲'。假如正月建寅，昏则杓指寅，夜半衡指寅，平旦魁指寅，余月仿此。"（《类经图翼·斗纲解》）远在有文字可考的历史以前，我国人民就已经注意到，星辰的出没和季节的变化之间，有某种规律性的联系。因此，可以根据黄昏时南方中天看到的某些亮星的出现来确定季候。观察北斗星的"斗纲斗建"方法，就是其中之一。

北斗七星各有名称，图释如下。

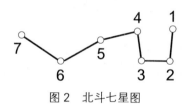

图 2　北斗七星图

①天枢——贪狼星，为天 ⎫
②地璇——巨门星，为地 ⎪　四星名"魁"
③机——禄存星，为人 ⎬　又称作"斗"。
④权——文曲星，为时 ⎭
⑤玉衡——廉贞星，为音——简称"衡"。
⑥开阳——武曲星，为律。
⑦摇光——破军星，为星——名"杓"，又称"斗柄"。

北斗破军星（杓）转动所指的方向，就是一年十二个月十二地支所据的方向。观察的方法，可在晚上初更（戌时）观测"斗建"（就是"杓"）的出现，如在节日（月之初），则斗建指向其地支位置之首；月之中（月半），则斗建指向地支位置的正中。例如，正月之节，破军星指向寅位的前面，正月之中，破军星就指向寅位的正中。正月建寅，二月建卯，都是根据斗杓所指的方位而定，名为"斗建"。余月可以仿此类推。

如在夜半子时观测，则由"衡"代替杓指向寅方。如在平旦黎明时观测，则改由"魁"来指向寅了。因一夜之间，北斗星也在不停地转移位置的缘故（参看图3）。

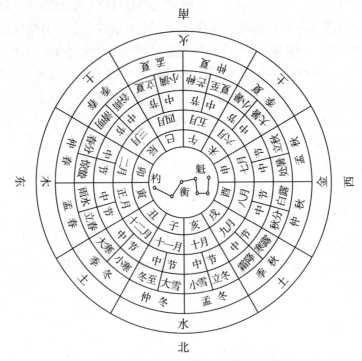

图3　二十四节气四季五行斗纲月建图

黄鼎说："北斗七星，所谓旋玑（机）玉衡，以齐七政（金、木、水、火、土五大行星加日、月名七曜，亦名七政）杓携龙角，衡殷南斗，魁枕参首（龙、角、南斗、参皆星座名称，这里指出了北斗的杓、衡、魁诸星与邻近星座的位置），用昏建者杓，杓自华以西南；夜半建者衡，衡殷中州、河济之间；平旦建者魁：魁自海岱以东北也（此言黄昏、夜半、平旦观测斗建的方法，及北斗诸星与地上州河相应的位置），斗为帝车，运于中央，临制四海，分阴阳，建四时，均五行，移节度，定诸纪，皆系于斗"（此段文字引自《史记·天官书》）（《管窥辑要·天文志》）。

在我国古代，北斗七星，常被用来测定时间，判明季节，辨别方向。如《鹖冠子》说："斗柄指东，天下皆春；斗柄指南，天下皆夏；

斗柄指西，天下皆秋；斗柄指北，天下皆冬。"也就是利用黄昏时斗柄的指向，来判定四季的交替。十二支寅卯处于东方，巳午处于南方，申酉处于西方，亥子处于北方（图3），与前面的斗建斗纲基本一致。《史记·天官书》把北斗作为绕北极周回不息的车子，所谓"斗为帝车，运于中央，临制四乡，分阴阳，建四时，均五行，移节度，定诸纪，皆系于斗"，说明北斗在古代的天文学和历法中具有重要的地位。如前所述，正月建寅、二月建卯……谓之"月建"，所以正月又称作寅月，二月又称作卯月，十二月应十二支，它们是根据斗纲所指的十二支方位而定的，所以也称作"斗建"。

但是一年之中如果逢有闰月怎么办？刘温舒说："闰月之纪，则无立气，建方皆他气。"（《运气论奥·论四时气候第六》）这是说：闰月的纪时，是没有节气可立的，这因闰月是由其他岁月的余数积累而成，闰月的上半月，应归属在前一个月内，下半月则当纳入后一个月内，闰月内的节气都不是本身的，而是"他气"。因此闰月的斗建，也处于前后二支之间。例如闰三月，则斗柄指向辰巳之间等等，余可仿此类推。

【评注】为方便大家学习，特制作七曜相关一览表供参考（注表7）。

注表7　七曜之古称、现代名、气名、颜色一览表

古称星名	现代名	气名	颜色	备注
太阳星	太阳			
太阴星	月亮			
岁星	木星	苍天之气	青色	木星约十二年（实际为11.86年）绕行一周，每年居十二次的一次，故名岁星
荧惑星	火星	丹天之气	赤色	火星以其红光荧荧似火，亮度常有变化，且在天空中运动情况复杂，令人迷惑，故称荧惑星
镇星	土星	黔天之气	黄色	也称填星，古人观察土星约28年绕行一周，每年坐镇28星宿的一宿，所以称镇星
太白星	金星	素天之气	白色	太白星也称明星，光色银白，特别明亮
辰星	水星	玄天之气	黑色	也称昏星，离太阳最近，离太阳最远不超过三十度，古代把一周天分为十二辰，每辰约三十度，故称辰星。在日出或日落时分方能看到

二、正月建寅

本来子、丑、寅、卯等十二支的数序，子在第一位，但分建于各月，却从寅开始（正月建寅），而不是正月建子，这是什么缘故呢？张景岳解释说："然而一岁之气始于子，四季之春始于寅者何也？盖以建子之月（阴历十一月）阳气虽始于黄钟（十一月冬至，一阳生）然犹潜伏地下，未见发生之功。及其历丑（阴历十二月，二阳生）转寅（正月），三阳始备，于是和风至而万物生，萌芽动而蛰藏振，偏满寰区，无非生意，故阳虽始于子，而春必起于寅。是以寅卯辰为春，巳午未为夏，申酉戌为秋，亥子丑为冬，而各分其孟仲季焉。"（《类经图翼·气数统论》）这一段话的意思是一年四季，以春为首，如以子月作为岁首（即以现在阴历的十一月作正月）则天气寒冷，冰霜未化，不符合春令万物生长的要求，所以把斗纲建寅之月作为岁首（现在阴历的正月），因该时天气转温，阳气渐盛，符合春令的气候要求，所以把正月建于寅。

【评注】我国现行的阴历是夏朝采用正月建寅的太阴历，故又名"夏历"。阴历以一昼夜为一日，以月球盈亏为一月，谓之"朔望月"。每月以朔之日为首，即朔日为初一日。每年以接近立春之朔日为岁首，即正月初一。

不同朝代年岁开始的月建地支不同。正月建寅，二月建卯，三月建辰这个是夏历。而商历是正月建丑，二月建寅，三月建卯。周历是正月建子，二月建丑，三月建寅。秦历是年开始于建亥，但仍称十月。至汉武帝改历，才复用夏正，就是正月建寅为岁首（武则天改过用周正，建子）一直沿用至今。

建月口诀：正寅二卯三见辰，四巳五午六未跟，七申八酉九戌后，十亥逢子十二丑。为方便大家学习，特制作注表8供参考。

注表8　十二地支、月份序数、节气对应表

十二地支	子	丑	寅	卯	辰	巳	午	未	申	酉	戌	亥
月份	11	12	1	2	3	4	5	6	7	8	9	10
节气	大雪	小寒	立春	惊蛰	清明	立夏	芒种	小暑	立秋	白露	寒露	立冬
	冬至	大寒	雨水	春分	谷雨	小满	夏至	大暑	处暑	秋分	霜降	小雪

三、十干建月

一年有十二个月，地支之数也是十二，所以在十二个月中，配建于每个月的地支正好年年相同而没有变异，例如正月建寅、二月建卯之类，年年如此不变。天干之数为十，与十二个月配合时，不足之数有二，所以年年便有不同。

如何能推算出每年十干与每月的配合呢？刘温舒说："甲己岁正月建丙寅，乙庚岁正月建戊寅，丙辛岁正月建庚寅，丁壬岁正月建壬寅，戊癸岁正月建甲寅。乃用十干建寅上。"（《运气论奥·论月建第十三》）"用十干建寅上"就是说，每年正月（寅月）的十干确定了，那么其余十一个月的干支就可推求出来。历年干支建正月的情况是：甲、己岁正月丙寅，二月则是丁卯，三月戊辰……；乙、庚岁正月戊寅，二月己卯，三月庚辰……余可仿此类推。这样排算下去，则经过5年共计60个月，又要转入下一个循环（表3）。

表3　历年干支建月表

月份	一	二	三	四	五	六	七	八	九	十	十一	十二
月建	寅	卯	辰	巳	午	未	申	酉	戌	亥	子	丑
甲、己	丙	丁	戊	己	庚	辛	壬	癸	甲	乙	丙	丁
乙、庚	戊	己	庚	辛	壬	癸	甲	乙	丙	丁	戊	己
丙、辛	庚	辛	壬	癸	甲	乙	丙	丁	戊	己	庚	辛
丁、壬	壬	癸	甲	乙	丙	丁	戊	己	庚	辛	壬	癸
戊、癸	甲	乙	丙	丁	戊	己	庚	辛	壬	癸	甲	乙

（注：表左侧"年份"为"甲、己""乙、庚""丙、辛""丁、壬""戊、癸"五行之总标目。）

【评注】不论是什么干支年份，每月的地支按照"寅卯辰巳午未申酉戌亥子丑"的顺序是固定的，就是我们常说的"五虎建月"，即正月都是从寅（生肖为虎）月开始的。而序数月的天干则不是固定的，须按"五虎遁法"来推，歌诀如下。

甲己之年丙作首，乙庚之岁戊为头。

丙辛必定寻庚起，丁壬壬寅顺行流。

若问戊癸何处觅，甲寅之上好追求。

另附注表 9 如下。

注表 9　十干建月表

序数月 年干	正月	二月	三月	四月	五月	六月	七月	八月	九月	十月	十一 月	十二 月
甲　己	丙寅	丁卯	戊辰	己巳	庚午	辛未	壬申	癸酉	甲戌	乙亥	丙子	丁丑
乙　庚	戊寅	己卯	庚辰	辛巳	壬午	癸未	甲申	乙酉	丙戌	丁亥	戊子	己丑
丙　辛	庚寅	辛卯	壬辰	癸巳	甲午	乙未	丙申	丁酉	戊戌	己亥	庚子	辛丑
丁　壬	壬寅	癸卯	甲辰	乙巳	丙午	丁未	戊申	己酉	庚戌	辛亥	壬子	癸丑
戊　癸	甲寅	乙卯	丙辰	丁巳	戊午	己未	庚申	辛酉	壬戌	癸亥	甲子	乙丑

推算十干建月的方法，张景岳有首"十干起子歌"（《类经图翼·运气上》)，今录于下。

甲己还加甲，乙庚丙作初。

丙辛从戊起，丁壬庚子居。

戊癸何方始？壬子是直途。

所谓"甲己还加甲"，就是甲年或己年的子月是甲子月。"乙庚丙作初"，是逢乙年和庚年的子月是丙子月。确定了十干配合于各年子月的方法名为"十干起子"。了解了子月的干支情况，则每年正月的干支就可推算出来。如甲、己两年的子月是甲子月，其次乙丑、丙寅，则该年的寅月（正月）就是丙寅月。乙庚年从丙子推算，丙子、丁丑、戊寅，则这二年的寅月就是戊寅月。因为"子"在十二生肖中属"鼠"，所以这种方法又名叫"五鼠建元"法。

【评注】大家在学习"十干起子歌"推算方法时需要注意：这里的"甲己还加甲"，是假设下的甲年或己年的子月是甲子月，然后只需要按照 60 甲子的顺序甲子、乙丑、丙寅……的顺序推算寅月所属的天干为丙，而不要与表 3 历年干支建月表中的"子月"对应的干支混淆（如按照表中查找丙子月，再继续推算就会出错了)，需要注意这是不同的推演方法。

为方便大家学习，介绍一种干支纪月公式速算法：从前文可以看出，只要我们推算出某一年的寅月的天干，其余月份便可按照 60 甲子顺推下去了，速算方法如下：取公历年份除以 5 的余数减 2 后乘以 2 再减 1，取最后得数为标识数，再按注表 10 即可推算出某一年的寅月天干。(如果得数是负数时需要加 10 之后方为标识数)。

注表 10　天干对应标识数

标识数	1	2	3	4	5	6	7	8	9	10
天干	甲	乙	丙	丁	戊	己	庚	辛	壬	癸

例如：公历 2018 年（干支历戊戌年），运用公式如下：2018÷5=403 余 3，则正月的天干标识数为（3-2）×2-1=1，得数为 1，从注表 10 可以看出戊戌年正月天干为甲，即正月干支为甲寅、二月为乙卯、三月丙辰……

再比如：公历 1957 年（干支历丁酉年），运用公式如下：1957÷5=391 余 2，则正月的天干标识数为（2-2）×2-1=-1，得数为 -1，因是负数所以需要加 10，即 -1+10=9，最终标识数为 9，从注表 10 可以看出丁酉年正月天干为壬，即正月干支为壬寅，则二月为癸卯、三月甲辰……

四、十干建日

如前所述，我国古代不是用数学数字，而是用天干地支符号排列组合来表示年份、月份、日期和时间。用干支表示的年份，在现在的日历上可以看到，如 1979 年为己未年、1980 年为庚申年等，这种干支年号，六十年一周。干支表示月份的方法，前面已经谈过，这里主要讨论"十干建日"的方法，这在针灸学的"子午流注"中应用很广。由于一年 365 天中有月大月小、又时有闰月，根据现代通用的阳历数学数字的日期，换算成天干地支的符号，然后再对照日历，换成阴历日期，这样在使用上比较方便。今将"天干建日掐指推算法"介绍于下（本法参考王永福：《子午流注掐指推算法》，内部资料，1979 年）。

掐指推算法是以左手拇指作掐算的动指，其余四指为定指，以动指在定指的外周十个指节（图 4）做顺时针方向或逆时针方向运动来进行推算。

先将定指外周十个指节编上十个代号（图 4），十个代号可以代表十个天干，这十个天干在日期换算时代表十天的日期，又可代表干支联合标记时辰时的天干部分。

推算方法，可以从第 1 号指节开始，动指按十天干顺序，顺时针方向推至第 10 号指节，也就是从天干的"甲"推至"癸"。并须记住天干与编号指节的数字（如 1 号指节为甲，10 号指节为癸等）。

天干十日一循环，所以只要知道每年元旦日的天干标记，便可推算出全年每月一日的天干标记，从而推算出该月每一日的天干标记。按照这个方法，还可推算出下一年元旦的天干标记。

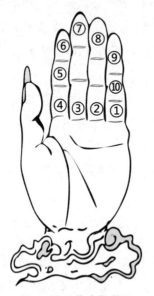
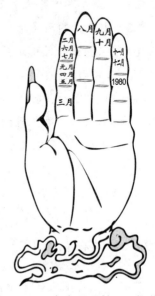

图 4　天干代表指节图　　　　图 5　1979 年各月月始日干指节图

将公历日期换算成天干标记，可用掐指法推算。如 1979 年 1 月 1 日，天干标记是戊日，戊在第 5 号指节，动指就从该指节开始，按 1 月 1 日、2 日……日期次序顺时针方向运动，根据动指所指的指节天干对号，可知 1 月 2 日是己日，1 月 8 日是庚日……因天干十日一循环，所以 1 月 11 日、1 月 21 日及 1 月 31 日均是戊日。推到 2 月 1 日便是己日，于是己日所在的第 6 号指节成了 2 月份起始日干的推算指节。这里可以看出 1 月份是 31 天，2 月份的起始日干推算指节便从己（第 6 号指节）顺时针方向推算，所以 2 月 11 日、21 日均是己日。但 2 月份最后一天 2 月 28 日是丙日，这样 3 月份起始日干推算指节，应是丁日的第 4 号指节。这里可以发现，因为 2 月份是 28 天，所以 3 月份起始日干的推算指节比 2 月份起始日干的推算指节逆时针方向退了二个指节。

由此可见，如果本月月大（31 天），下一月的起始日干推算指节要向顺时针方向顺延一节。本月月小（30天），下一月起始日干指节与本月相同。平年2月份28天，3月份的起始日干指节便要逆时针方向倒退二节，闰年2月份29天，则3月份起始日干指节须逆时针方向倒退一节。

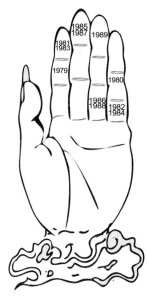

根据这一规律，只要知道每年元旦日的天干标记，便可把全年任何一天公历数学数字标记的日期换成天干经干指节图标记（图5），知道今年元旦日的天干标记，平年顺推5节，闰年顺推6节，即可知下一年元旦日的天干标记。

为了记住这一规律，可熟记两句歌诀："平年推五闰推六，四年一闰当记熟。"如1979年元旦是戊日，第5号指节，平年顺推5节，则1980年元旦日是癸日，第10号指

图6 1979~1989年每年元旦日干指节图

节。1980年是闰年，顺推6节，则1981年元旦日是己日，第6号指节。1979—1989年每年元旦日干指节图（图6）可供参考。

五、干支建时

所谓"建时"，就是把干支配建在一天的十二个时辰中，昼夜十二个时辰配合十二支是固定不变的，如夜之十一点到一点钟为子时，一至三点钟为丑时，三至五点钟为寅时等等（图7），这是天天不变的。但是十干配时则有变化，其推算方法，基本与十干建月的方法相同。例如，甲日己日的子时（晚上十一至一点钟）为甲子时，丑时（一点至三点钟）为乙丑时……乙日庚日的子时为丙子时，丑时为丁丑时等等，其余可仿此类推。

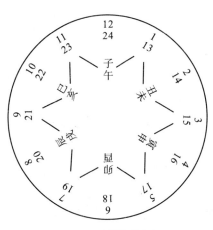

图7 时辰换算图

【评注】推算干支建时，首

第一章 天干地支

023

先要确定时支，再定时干。时支是固定的，确定时支以钟点计，比如晚上十一至一点钟为子时，一点至三点钟为丑时等等。时辰的天干不是固定的，要确定时干，需要按"五鼠遁法"来推，歌诀如下。

甲己还加甲，乙庚丙作初，

丙辛从戊起，丁壬庚子居，

戊癸何方发，壬子是真途。

为方便大家学习，制作注表 11 供参考。

注表 11　干支建时速查表

时辰	子	丑	寅	卯	辰	巳	午	未	申	酉	戌	亥
时间	23:00 至 01:00	01:00 至 03:00	03:00 至 05:00	05:00 至 07:00	07:00 至 09:00	09:00 至 11:00	11:00 至 13:00	13:00 至 15:00	15:00 至 17:00	17:00 至 19:00	19:00 至 21:00	21:00 至 23:00
甲、己之日	甲子	乙丑	丙寅	丁卯	戊辰	己巳	庚午	辛未	壬申	癸酉	甲戌	乙亥
乙、庚之日	丙子	丁丑	戊寅	己卯	庚辰	辛巳	壬午	癸未	甲申	乙酉	丙戌	丁亥
丙、辛之日	戊子	己丑	庚寅	辛卯	壬辰	癸巳	甲午	乙未	丙申	丁酉	戊戌	己亥
丁、壬之日	庚子	辛丑	壬寅	癸卯	甲辰	乙巳	丙午	丁未	戊申	己酉	庚戌	辛亥
戊、癸之日	壬子	癸丑	甲寅	乙卯	丙辰	丁巳	戊午	己未	庚申	辛酉	壬戌	癸亥

六、天干与地支的配合——甲子

干支配合的方法是：甲、丙、戊、庚、壬五个阳干，和子、寅、辰、午、申、戌六个阳支相配合；乙、丁、己、辛、癸五个阴干，与丑、卯、巳、未、酉、亥六个阴支相配合。这样，干的十数与支的十二数相配，它们的最小公倍数是六十。所以天干往复排衍六次，地支往复排衍五次，便构成了六十个不同的花样，名为六十"花甲子"，形成甲子一周（一个循环）。

从表 4 可以看出干支配合有两个定式：一是天干为阳在上，地支为阴在下；二是阳干配阳支，阴干配阴支。

表 4 六十花甲子表

天干	甲	乙	丙	丁	戊	己	庚	辛	壬	癸
地 支	子	丑	寅	卯	辰	巳	午	未	申	酉
	戌	亥	子	丑	寅	卯	辰	巳	午	未
	申	酉	戌	亥	子	丑	寅	卯	辰	巳
	午	未	申	酉	戌	亥	子	丑	寅	卯
	辰	巳	午	未	申	酉	戌	亥	子	丑
	寅	卯	辰	巳	午	未	申	酉	戌	亥

干支的配合，在《内经》中已有说明："天有十日，日六竟而周甲。"（《素问·六节藏象论》）十日就是十干，十干必须经过六次循环才能成为甲子一周，这就是"日六竟而周甲"。"竟"，尽也。也就是十干轮流完毕六次的意思。

但是，单是天干的"六竟"还不能构成甲子，必须与地支的五周相配才行，所以《内经》说："天以六为节，地以五为制，周天气者六期为一备，终地纪者五岁为一周……五六相合，而七百二十气为一纪，凡三十岁。千四百四十气，凡六十岁而为一周，不及太过，斯皆见矣。"（《素问·天元纪大论》）

十干为阳主天，十二支为阴主地。十天干往复轮周六次是谓"天以六为节"，"周天气者六"。十二地支往复轮周五次，是为"地以五为制"，"终地纪者五"。天干六周，地支五复是谓"五六相合"。这就是干支构成甲子的基本情况。

"五六相合"构成六十年的甲子一周后，前三十年有七百二十个节气（一年有二十四个节气），叫做"一纪"，或叫做"一世"。再加后三十年的七百二十个节气，共计一千四百四十个节气而成整整甲子一周的六十年。在这六十年中，有了由阴阳干支配合的干支来推算气象的变化，则五运六气的太过不及都可以从此而见到。

在运气学说中，甲子的天干，主要体现五运的盛衰，《素问·五运行大论》所谓"五气主岁，首甲定运"，就是这个意义。甲子的地支主要是司六气的变化，《素问·六元正纪大论》所谓"六气六变，胜复淫治"，也就是六气的太过不及、胜复和正常与否的变化，要从地支上来推求。所以五运六气学说的应用，必不能离开干支甲子。

我国在秦代（公元前221—206年）就把一年划分为二十四个节

气。其名称是：立春、雨水、惊蛰、春分、清明、谷雨、立夏、小满、芒种、夏至、小暑、大暑、立秋、处暑、白露、秋分、寒露、霜降、立冬、小雪、大雪、冬至、小寒、大寒。五日为一候，三候十五日为一个节气。节气是根据太阳的周年视运动划分的（参阅前"斗建斗纲"和图 3）。

至今，二十四节气对指导农时仍然起着一定的作用，所谓"清明下种，谷雨插秧"，所谓"芒种忙种"等。因为二十四节气能更具体地反映一年四季的气候变化规律，所以在运气学说中，也有重要的参考价值。

【评注】《素问·六节藏象论》："五日谓之候，三候谓之气，六气谓之时，四时谓之岁……"，由此或可以看出，如果说在古代，时辰是最小的时间单位，60 个时辰即 5 日或许正是古人观测一年天地之气变化的最小单位。

另附二十四节气歌口诀。

正月立春雨水节，二月惊蛰与春分，三月清明谷雨绵，
四月立夏小满连，五月芒种见夏至，六月小暑大暑至，
七月立秋处暑间，八月白露入秋分，九月寒露霜降遍，
十月立冬小雪见，子月大雪看冬至，腊月小寒到大寒。

第二章 五运

"运"者，转也、动也，有运动、转动之义。五行之气在天地阴阳中的运行和变化名为"五运"。《内经》说："五运阴阳者，天地之道也。"（《素问·天元纪大论》）所谓"道"，乃是运行变化的规律。就是说五运阴阳的变化，是天地变化的规律。

【评注】"五"指自然界五类象态，是指具有木、火、土、金、水五种物质属性特征的五类象态，而不能理解为木、火、土、金、水五种具体物质。注：象态，是一种事物在动态变化中的不同态势。

"运"是运行、运动，是变化之意。（具体详细的五行知识请参阅后记中"如何学习好五运六气"一节中的"掌握阴阳五行、河图洛书、天干地支基础"部分）。是事物变化过程中显示出来的不同象态，自然界万物的这种运动变化简单点说就是"生长化收藏"，木代表生，火代表长，土代表化，金代表收，水代表藏。并且生长化收藏更替不已，从而说明万物的生长规律和大自然的生生不息。具有木、火、土、金、水五种"象态"的万事万物都具有生长化收藏的特点。故称之为五运。

五运包括岁运、主运和客运。可推演出不同年份和不同节令的气候变化。所以《素问·五运行大论》说："夫候之所始，道之所生，不可不通也。"

第一节　十干统运

汪机说："运气者以十干合而为木火土金水之五运。"[《运气易览·序》在十干中，甲、丙、戊、庚、壬为阳干，乙、丁、己、辛、癸为阴干，一阴一阳相合，按五行相生的顺序而成"五运"。《内经》："甲己之岁，土运统之；乙庚之岁，金运统之；丙辛之岁，水运统之；丁壬之岁，木运统之；戊癸之岁，火运统之。"(《素问·天元纪大论》)]这就是所谓"十干统运"。从这甲己土运、乙庚金运、丙辛水运……的次序可以看出，它们是按土生金、金生水、水生木……五行相生的顺序进行的。

但是，这里"化运"的十干与五行的配合，与前面的"天干配五行"有所不同（表5），这是什么原因呢？

表5　十干配五行五运对照表

配五行	甲乙	丙丁	戊己	庚辛	壬癸
	木	火	土	金	水
配五运	丁壬	戊癸	甲己	乙庚	丙辛

前面谈过，十干与五行的配合，是以十干与五行归类的一年四季的生物生化情况有密切关系，如甲乙属东方木位，主春令，因甲乙二干的涵义也是表示生物的初生，与东方之木与四季之春相符等等。这就与五行之气化为五运而运行于天（即反映天文气象的变化）有所不同。

关于"十干统运"的意义，有以下几种说法。

一、五气经天化五运说

此说出于《素问·五运行大论》："丹天之气，经于牛女戊分；黅

（音今）天之气，经于心尾己分；苍天之气，经于危室柳鬼；素天之气，经于亢氐昴毕；玄天之气，经于张翼娄胃。所谓戊己分者，奎壁角轸，则天门地户也。"（参看图8）

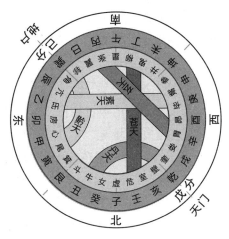

图8 五气经天化五运图

图8：四方的地支，代表四季，十二月；四方的天干，即为五行方位所属。丹天之气，即五行的火气化见于天体的赤色。黅天之气，即土气化见于天体的黄色。苍天之气，即木气化见于天体的青色。素天之气，即金气的白色。玄天之气，即水气的黑色。

传说古代有望气家，能在天空中观测到五行之气的颜色。牛女心尾等是分布在天体上的二十八宿的星座名称。所谓"丹天之气经于牛女戊分"者，就是五行的火气在天体上的分布，是经过牛女奎壁四宿，在十干则处在戊癸的方位上，所以逢戊、逢癸年，便是火气的运化主事，是为"戊癸化火"。所谓"黅天之气，经于心尾己分"者，即五行之土气在天体上经于心尾角轸四宿时，在十干适当甲己的方位，因而逢甲逢己之年，便是土气的运化主事，是为"甲己化土"。其余可以类推。要了解图8，须要了解二十八宿与天门地户的意义，今附录于下。

（一）二十八宿

大概在西周时期（公元前1100—770年）已将太阳和月亮所经天区的恒星分为二十八宿。月亮在恒星间移行一周所需的时间，则是二十七天半左右，这叫恒星周期。二十八宿就是根据这周期划分的。"宿"的意义就是月亮每天的住宿之处。王充曾说："二十八宿为日、月舍，犹地有邮亭，为长吏廨矣"（《论衡·谈天》）也是这个意思。

二十八宿是天空中二十八个重要星座。它们的名称是：角、亢、氐、房、心、尾、箕，为东官（官：管辖。下同）苍龙七宿；井、鬼、柳、星、张、翼、轸，为南官朱雀七宿；奎、娄、胃、昴、毕、觜、参，为西官白虎七宿；斗、牛、女、虚、危、室、壁，为北官玄武（玄武就是龟蛇）七宿。其中有几个在古代是双名的，如"女"名"婆女"，"室"名"营室"，"壁"名"东壁"，"觜"名"觿觜"，"井"名"东井"，"鬼"名"舆鬼"，"星"名"七星"等。

行星中的土星，又名镇星、填星。在地球上看土星是自西向东的移行，要二十八年才能移行一周天（实际上，土星29.45年运行一周天），约略与二十八宿的数目相符，也就是说，土星基本上每年进入一"宿"，就像轮流坐镇或填充二十八宿一样，所以叫做"镇星"或"填星"。

二十八宿的星座还与木星的运行有联系，木星又名岁星，它自西向东，在恒星间的移行是十二年行一周（实际上是11.86年运行一周天）。因为一周天分为十二次（官），木星正好每年、也就是每"岁"进入一个"次"，这是岁星命名的由来。

根据《淮南子·天文训》和《史记·天官书》的记载，木星的运行是：在子午卯酉四仲之年，木星每年行经三宿。寅申巳亥四孟之年，辰戌丑未四季之年，每年都是行经二宿。

其行程是：逢寅之年，木星行经斗牛二宿，以十一月的早晨出于东方，相对的是井鬼二宿。

逢卯之年，木星行经女虚危三宿，以十二月的早晨出于东方，相对的是柳星张三宿。

逢辰之年，木星行经室壁二宿，以正月之晨出东方，翼轸二宿为对。

逢巳之年，木星行经奎娄二宿，以二月之晨出东方，角亢二宿为对。

逢午之年，木星行经胃昴毕三宿，三月之晨出东方，氐房心为对。

逢未之年，木星行经觜参二宿，四月之晨东出，尾箕为对。

逢申之年，木星行经井鬼二宿，五月之晨东出，斗牛为对。

逢酉之年，木星行经柳星张三宿，六月之晨东出，女虚危为对。

逢戌之年，木星行经翼轸二宿，七月之晨东出，室壁为对。

逢亥之年，木星行经角亢二宿，八月之晨东出，奎娄为对。

逢子之年，木星行经氐房心三宿，九月之晨东出，胃昴毕为对。

逢丑之年，木星行经尾箕二宿，十月之晨东出，觜参为对。

这样，二十八宿与十二地支也发生了密切关系。因为地支的方位是固定不移的，寅卯辰位于东方，正应东官七宿；巳午未位于南方，正应南官七宿；申酉戌位于西方，正应西官七宿；亥子丑位于北方，正应北官七宿。（参看图8）。

我国在战国时期就采用365又1/4日为一年的长度（太阳在众恒星间移行一周的时间，又叫回归年），所以一周天也划分为365度。二十八宿在周天分布的度数是：

东方——角12°，亢9°、氐15°、房5°、心5°、尾18°、箕11°，共75°。

南方——井33°、鬼4°、柳15°、星7°、张18°、翼18°、轸17°，共112°。

西方——奎16°、娄12°、胃14°、昴11°、毕16°、觜2°、参9°，共80°。

北方——斗26°、牛8°、女12°、虚10°、危17°、室16°、壁9°，共98°。

以上四方二十八宿共占周天365°。

除了把二十八宿分属东官苍龙、南官朱雀、西官白虎、北官玄武之外，又把拱极星区叫中官（即紫微垣）。隋朝丹元子作《步天歌》时，更在二十八宿与中官紫微垣相距较远的区域增设二垣，即张翼轸以北的太微垣和房心尾箕以北的天市垣，合称三垣二十八宿。这样，我国黄河流域一带所能看到的恒星，都有了方位记录。

由于恒星间相对位置没有大变化，因此，这些恒星，都组成固定的图形，可以作天上的坐标系统，作为对天象观测和制订历法的依据。例如，前面所谈到的《尚书·尧典》，就是依据二十八宿的出现，以确定二分二至的节气的（见前"干支与历法"）。

古人还把二十八宿和十二支用生肖和七曜结合起来。

十二生肖是：子属鼠、丑属牛、寅属虎、卯属兔、辰属龙、巳属蛇、午属马、未属羊、申属猴、酉属鸡、戌属犬、亥属猪。

二十八宿结合生肖是：子当虚宿（参看图8），把虚宿加子的生肖鼠、叫作"虚日鼠"。但是，木星经过"子"宫的那一年，是女虚危三宿，虚宿在正中，生肖鼠，前面的女宿，就取一个与鼠相类的蝙蝠来作生肖，女宿就叫"女土蝠"。虚宿后面的危宿，又取一个与蝙蝠相类的燕子作生肖，危宿就叫"危月燕"。

木星经过"丑"宫的一年是斗牛二宿，牛宿就以牛为生肖叫做"牛金牛"。斗宿也取一个与牛相类的獬（音蟹，獬豸——古代兽名）为生肖，称作"斗木獬"。余可参看表6。

二十八宿生肖的第二个字，都有日、月、火、水、木、金、土等七曜的字样。"七曜",《尚书》称为"七政"。苍龙、朱雀、白虎、玄武各有七宿,都是按月、日、土、金、木、水、火依次排列的,以前的历书上且有二十八宿值日之说。不但我国,就是西欧各国,也以七曜值日,即星期日为日曜日,星期一为月曜日,星期二为火曜日,星期三为水曜日,星期四为木曜日,星期五为金曜日,星期六为土曜日。因此,二十八宿在天文和历法上具有重要的地位,并与干支有密切的关系。

表6　十二生肖与二十八宿对照表

十二生肖	子鼠	丑牛	寅虎	卯兔	辰龙	巳蛇
二十八宿	危虚女 月日土 燕鼠蝠	牛斗 金木 牛獬	箕尾 水火 豹虎	心房氏 月日土 狐兔貉	亢角 金木 龙蛟	轸翼 水火 蚓蛇
十二生肖	午马	未羊	申猴	酉鸡	戌犬	亥猪
二十八宿	张星柳 月日土 鹿马獐	鬼井 金木 羊犴	参觜 水火 猿猴	毕昴胃 月日土 鸟鸡雉	娄奎 金木 狗狼	壁室 水火 貐猪

（二）天门地户

奎壁角轸四宿为什么分别称为戊分己分?又为什么叫做天门地户呢?(图8)十天干的方位,甲乙木在东方,丙丁火在南方,庚辛金在西方,壬癸水在北方,戊己土应居于中央,今"五气经天化五运图"中,它不居中,而是戊土寄于乾方的戌位,己土寄于巽方的辰位,这是为什么呢?

沈括解释说:"《素问》以奎壁为戊分,轸角为己分,奎壁在戌亥之间,谓之戊分,则戊当在戌也。角轸在辰巳之间,谓之己分,则己当在辰也。《遁甲》(即是《遁甲经》,专讲六甲循环推数的书,为"术数"之一种)以六戊(戊辰、戊寅、戊子、戊戌、戊申、戊午)为天门,天门在戌亥之间,则戊亦当在戌。六己(己巳、己卯、己丑、己亥、己酉、己未)为地户,地户在辰巳之间,则己亦当在辰。辰戌皆土位,故戊己寄焉(这是说天干的戊己土位,寄于地支辰戌的土位。因干支分配五行,戊己、辰戌均属土),二说正相合。按字书,戌从戊从一,则戊寄于戌,盖有从来。辰文从厂(音汉),从辰(音身),辰从乚(音隐)从己,则己寄于辰,与《素问》《遁甲》相符矣。五行,土常与水相随，戊，阳土也。一，水之生数，水乃金之子，永寄于西方金之末者，生水也。而旺土包之，此戊之理如是。己，阴土也，六（十干，己在第六位），水之成数也，水乃木之母，水寄于东方之末者，老水也，而衰土（即是辰为木所制之土）相与隐于厂下者，水土之墓也。厂，山岩之可居者。乚，隐也。"（《梦溪补笔谈·象数》）

这是说，辰戌是十二支的土位，戊己是十干的土位，土寄于土位，这是很自然的。沈氏还从《遁甲经》和文字的结构意义等方面对此进行了解释。

"天门地户"的意义，据张景岳说："周天七政躔度（即日月星辰在天体上所经行二十八宿的度数），则春分二月中，日躔壁初，以次而南，三月入奎、娄，四月入胃、昴、毕，五月入觜、参，六月入井、鬼，七月入柳、星、张。秋分八月中，日躔翼末，以交于轸，循次而北，九月入角、亢，十月入氐、房、心，十一月入尾、箕，十二月入斗、牛，正月入女、虚、危，至二月复交于春分而入奎、壁矣。是日之长也，时之煖也，万物之生发也，皆从奎、壁始；日之短也，时之寒也，万物之收藏也，皆从角、轸始。故曰：春分司启，秋分司闭。夫既司启闭，要非门户而何？自奎、壁（春分节）而南，日就阳道，故曰天门；角、轸（秋分节）而北，日就阴道，故曰地户。"（《类经图翼·奎壁角轸天门地户说》）

据此，则天门地户的意义，也是《内经》所谓"天以阳生阴长，地以阳杀阴藏"（《素问·天元纪大论》），即阴阳消长之所以生的意义而已。

二、正月建寅相生说

"十干统运"的第二种解释，见于宋代刘温舒，就是从各年第一个月建的寅位上产生。刘氏说："丙者火之阳，建于甲己岁之首，正月建丙寅，丙火生土，故甲己为土运。戊者土之阳，建于乙庚岁之首，正月建戊寅，戊土生金，故乙庚为金运。庚者金之阳，建于丙辛岁之首，正月建庚寅，庚金生水，故丙辛为水运。甲者木之阳，建于戊癸岁之首，正月建甲寅，甲木生火，故戊癸为火运。壬者水之阳，建于丁壬岁之首，正月建壬寅，壬水生木，故丁壬为木运。"（《素问入式运气论奥·论五音建运第十二》）

三、"逢辰化"说

"十干统运"的第三种解释，是按所谓"五鼠建元论"，（参看前"十干建月"条），甲己起甲子，依次是乙丑、丙寅……到辰是戊辰，戊属土，所以甲己化土运。乙庚起丙子，依次是丁丑、戊寅……到辰是庚辰，庚属金，故乙庚化金运，丙辛起戊子，依次是己丑、庚寅……到辰是壬辰，壬属水，故丙辛化水。丁壬起庚子，依次是辛丑、壬寅……到辰是甲辰，甲属木，故丁壬化木运。戊癸起壬子，依次是癸丑、甲寅……到辰是丙辰，丙属火，故戊癸化火运。从子开始（"建元"）逢辰而化（化五运）故称之为"逢辰化"。

四、"河图变体"说

这个说法出于清代江永的《河洛精蕴》。"河图"有个变体图（见《河洛精蕴·河图洛书篇》），乃是把河图中宫的五、十，两个数移到北方，北方的一和六移到中宫（图9）。这个结果，甲数是一，己数是六，在中宫，中宫本是土位，故甲己化土运；南方二、七，乙数二、庚数七，二、七相加成九，九是金数，故乙庚化金运；东方三、八，丙数三，辛数八，

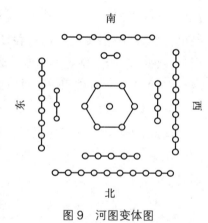

图9 河图变体图

三、八相加成十一，其尾数一是水数，故丙辛化水运；西方四、九，丁数四，壬数九，四、九相加成十三，其尾数三是木数，故丁壬化木运；中宫的五、十移到北方，戊数五，癸数十，但北方本来是一、六，一、六相加成七，七是火数，故戊癸化火运。（可参看第五章"河图"）

第二节　大运

五运有大运、主运、客运三种。大运代表全年的气候变化，是五

运的基础。主运、客运都要以大运作为对标推测气候变化的。

大运又叫做"中运"。为什么叫它中运呢？《内经》说："天气不足，地气随之；地气不足，天气从之，运居其中，而常先也。"（《素问·六元正纪大论》）

意思是说：天气在上，地气在下，运气居于上下之中，气交之分。天气欲降，则居中的运气必先之而降；地气欲升，则居中的运气也必先之而升，因其处在天地之气的中间，所以叫做"中运"。

这个中运统主一年的岁气，比主运、客运的范围要大，所以又称之为"大运"。

【评注】目前把统管全年气运大局的一般称为"岁运"，它能反映全年的气候特征、物化特点及发病规律等情况。岁运也可称"大运""中运"。岁运由土运开始，每年一运，按相生顺序，轮流统岁（注六十甲子从甲始，故由土运开始）。

岁运的交运时间，一般情况下，太过之年在大寒前13日交运，不及之年在大寒后13日交运。《素问·六元正纪大论》云："运太过则其先至，运不及则其后至，此候之常也。"意思是说太过之年，时未至而气先到，即所谓的"未至而至"；不及之年，时已至而气未到，即所谓的"至而未到"。

此外，五运包含岁运、主运、客运，五运是运用阴阳五行学说配合天干来推求自然界气候变化和人体脏腑生理功能病理变化的方法。

三者区别是：岁运，用以推算全年气候、物候变化及疾病流行情况。主运，用以推算一年五运季常规的气候变化和人体脏腑变化的一般情况。客运，用以推算一年五运季特殊的气候变化及人体脏腑随之发生的相应变化。

在运气的推演中，一般以岁运为主，因其统管全年，可提示全年气候的整体变化趋势。其次是客运，因其可以分析一年五运季中气候的特殊变化。而主运年年如此，是气候的常规变化，故再次之。

一、大运的推算方法

就是前面的"十干统运"的方法。每逢甲年或己年，不论地支是什么，大运都是"土运"；乙年和庚年是"金运"等等。

在五年中，每运值一年，五年一个循环。三十年为一纪，每纪每运共值六年，六十年甲子一周，每运共值十二年。例如，甲子、甲寅、甲辰诸年均为土运之年；乙丑、乙卯、乙巳诸年，均为金运之年，余可类推。

【评注】岁运是根据当年年干确定的。口诀：甲己合土乙庚金；丁壬合木水丙辛。戊癸合火细分明；天干五合推五运。为方便大家学习，增加两张表（注表12、注表13），特别是第二张为速算表，知道了某一年的年尾数，在不知道这一年天干的情况下即可迅速推算出五运属性。比如：2016年，年尾数为6，即可知道五运属性为水运。

注表12　天干的阴阳、五行、五运属性表

天干	1	2	3	4	5	6	7	8	9	10
	甲阳	乙阴	丙阳	丁阴	戊阳	己阴	庚阳	辛阴	壬阳	癸阴
五行属性	木		火		土		金		水	
五运属性	土	金	水	木	火	土	金	水	木	火

注表13　年尾数、天干阴阳、五运属性表

天干	甲阳	乙阴	丙阳	丁阴	戊阳
年尾数	4	5	6	7	8
天干	己阴	庚阳	辛阴	壬阳	癸阴
年尾数	9	0	1	2	3
五运属性	土	金	水	木	火

大运值年与气候的关系，及其对自然环境的影响，见表7（参考《素问·五运行大论》）。

表7　五运气候影响表

年干	大运	气候	对自然环境的影响
甲·己	土	湿胜	地泥
乙·庚	金	燥胜	地干
丙·辛	水	寒胜	地裂
丁·壬	木	风胜	地动
戊·癸	火	暑胜·火胜	地热·地固

【评注】《素问·五运行大论》："故燥胜则地干，暑胜则地热，风胜则地动，湿胜则地泥，寒胜则地裂，火胜则地固矣。"

二、大运的太过不及

大运值年，有太过不及之别。如甲己同是土运值年，而甲年为土运的太过，己年则是土运的不及。年运的太过不及，是根据天干的阴阳属性来区分的，即阳干之年为太过，阴干之年为不及。年运的太过不及，可以推测气候变化的偏胜与否。

例如，戊年为火运太过，一般是热气偏胜，表示该年气候较热；癸年为火运不及，火不及则水来克之，表示该年的气候反而偏寒。余可仿此类推。

【评注】岁化之气有太过、不及之别。上达五星光辉之增减，下至五虫繁育、损耗之别，五谷、五果、五味、五色之化类，虽年年皆有，然成熟有多少，色味有厚薄，盖金木水火土并行其化，互有休、囚、王、相不同之目而已。（日·冈本为竹《运气论奥谚解》言：得时者为"王"，为助者为"相"，受克者为"死"，克者为"囚"，生者为"休"）。

太过：年干属阳为太过。表明该运气化特点偏盛。《素问·气交变大论》："岁土太过，雨湿流行……；岁水太过，寒气流行……；岁火太过，炎暑流行……；岁金太过，燥气流行……；岁木太过，风气流行。"岁运太过的气候变化规律是本运之气盛，本气流行而所胜之气被抑制。岁运太过对人体疾病的影响：除病及本脏，能影响所胜之脏病变，甚则出现所不胜之脏病变，如金运太过之年，常见肺、大肠、肝、胆之病，甚则可见心病。

不及：年干属阴为不及。说明该运气衰，不能抵御克制之气，气化特点表现为相克之运的气化。《素问·气交变大论》："岁土不及，风乃大行……；岁水不及，湿乃大行……；岁火不及，寒乃大行……；岁金不及，炎火乃行……；岁木不及，燥乃大行。"五运不及的气候变化规律是本运之气衰，所不胜之气（称胜气）大行。岁运不及对人体疾病的影响：①岁运不及胜气亢，见所不胜之脏病。②己所胜乘而侮之，见所胜之病。③己所不胜侮而乘之，致本脏病发。如2017年为丁酉年，岁运为木运不及，则克己之气大胜，金克木，故金胜，所以燥气盛行。但有克就有复，火为木之子，故火为复气。

岁运五运除了太过、不及之外，还有一种"平气"的情况，指该年气运既非太过，也非不及。基本原理是"运太过而被抑，运不及而得助"，如戊戌年岁运为火运太过，司天为太阳寒水，水克火，即化为平气之年。

此外，大家可以通过下面的速算表（注表14）进行速算，如某一年的年尾数如果是偶数的即表示为太过，年尾数如果是奇数的即表示为不及。比如：2016年，年尾数为6，即可知道岁运（或称中运、大运）为水运太过；再比如1993年，年尾数为3，即可知道岁运为火运不及。

注表14　年尾数、天干阴阳、五运属性表

天　干	甲阳	乙阴	丙阳	丁阴	戊阳
年尾数	4	5	6	7	8
天　干	己阴	庚阳	辛阴	壬阳	癸阴
年尾数	9	0	1	2	3
五运属性	土	金	水	木	火

三、五音建运

五音是古代的五种音阶：宫、商、角、徵、羽（参看第六章音律），它和五行的配合是：木为角音、火为徵音、水为羽音、金为商音、土为宫音。

《内经》："在地为木……在音为角"，"在地为火……在音为徵"，"在地为土……在音为宫"，"在地为金……在音为商"，"在地为水……在音为羽"（《素问·阴阳应象大论》）。

五音各分太少（音之太少，一般指音调的高低），太音属阳主五运之太过，少音属阴，主五运之不及。

五音分建于五运的情况是：土运，甲为太宫、己为少宫；金运，乙为少商、庚为太商；水运，丙为太羽、辛为少羽；木运，丁为少角、壬为太角；火运，戊为太徵、癸为少徵。

张景岳说："盖太者属阳，少者为阴，阴以生阳，阳以生阴，一动一静，乃成'易道'。故甲以阳土，生乙之少商；乙以阴金，生丙之太羽；丙以阳水，生丁之少角；丁以阴木，生戊之太徵；戊以阳火，生己之少宫；己以阴土，生庚之太商；庚以阳金，生辛之少羽；辛以阴水，生壬之太角；壬以阳木，生癸之少徵；癸以阴火，复生甲之太宫。"（《类经图翼·五音五运太少相生解》）

这里说明五音配五运，具有阴阳、五行、太少相生的意义，这是一种规律，不仅大运如此，主运客运亦各有太少相生之义（参看表9）。

【评注】为了表示五运的太过与不及，古人又引入了"五音建运"。即以角、徵、宫、商、羽配木、火、土、金、水。宫、商、角、徵、羽是我国五声音阶中五个不同音的名称，类似现在简谱中的1、2、3、5、6。即宫等于1（Do），商等于2（Re），角等于3（Mi），徵等于5（Sol），羽等于6（La）。详细五音与五运配应见注表15。

注表15　五音与五运配应表

角 jué	徵 zhǐ	宫 gōng	商 shāng	羽 yǔ
木	火	土	金	水

五音之意和特点如下。

角为木音，角，触之意。象征阳气触动，万物生发，物触地而发、藏芒角。好比种子发芽，总是低头而出的，不是张扬、昂首挺胸地生发出来的。角属牙音，其声长短高下清浊之间。

徵为火音，徵，止之意，象征阳盛已极，万物生长盛满，不再生长。徵属舌音，其声次高次短次清。

宫为土音，宫，中也，中和之意，予万物和德而无往不利。宫属喉音，为五音之首，其音极长极下极浊。

商为金音，商，强也，坚强之意，象征金性的坚硬刚强，也表示物已成熟，自归其位的意思。商属齿音，其声次长次下次浊。

羽为水音，水，物聚藏宇覆之也。不仅要把东西藏起来还要盖上。羽，舒展之意。阴尽阳生，万物在滋生之中。羽属唇音，其声极短极高极清。

实际常位推演中，阳干属太，阴干属少（少读音 shào）。如1984 年为甲子年，甲为阳干，所以是太过，对应五运属性为土，所以 1984 年（甲子年）岁运为土运太过，也称为太宫。1999 年为己卯年，己为阴干，所以 1999 年为土运不及，也称为少宫。可对照下列速查表（注表 16）。

注表 16 十天干所属五运、五音太少速查表

天干	甲	己	乙	庚	丙	辛	丁	壬	戊	癸
年份尾数	4	9	5	0	6	1	7	2	8	3
阴阳	阳	阴	阴	阳	阳	阴	阴	阳	阳	阴
五运	土		金		水		木		火	
五音	宫		商		羽		角		徵	
五音太少	太宫	少宫	少商	太商	太羽	少羽	少角	太角	太徵	少徵
五运太过不及	太过	不及	不及	太过	太过	不及	不及	太过	太过	不及

第三节 主运

主运是五运之气分司于一年五季（春、夏、长夏、秋、冬），代表一年五个季节的一般气候变化。因为它年年不变，如一家之主的不常更换，故称"主运"。每年五季的主运是：初运在春季，属木运，气候多风；二运在夏季，属火运，气候多暑热；三运在长夏，属土运，气候多雨湿；四运在秋季，属金运，气候多干燥；终运在冬季，属水运，气候多寒冷。可见主运是按一年五季的次序，与五运配合，从木运开始，循着五行相生的顺序，结合五音进行推算的，主运始于木运之春，终于水运之冬，历年不变（表 8）。

表 8 主运运序配音表

主运	初运	二运	三运	四运	终运
五运	木	火	土	金	水
五季	春	夏	长夏	秋	冬
五音	角	徵	宫	商	羽

主运	初运	二运	三运	四运	终运
五气	风	暑	湿	燥	寒
节交	大寒	春分	芒种	处暑	立冬

一、主运的交司时间

初运每年从农历十二月的大寒节第一天开始，每经365.25/5 =73.05天，转移到下一个运季。大致在春分后十三日交二运，芒种后十日交三运，处暑后七日交四运，立冬后四日交终运。具体的交司日期和时刻如下。

【评注】五运交运时间歌诀：大寒至而交，春分后十三，十日芒种后，处暑后七日，四日立冬后。

申、子、辰年

初运角[①]：大寒日寅时初初刻[②]起。

二运徵：春分后十三日寅正一刻起。

三运宫：芒种后十日卯初二刻起。

四运商：处暑后七日卯正三刻起。

五运羽：立冬后四日辰初四刻起。

巳、酉、丑年

初运角：大寒日巳初初刻起。

二运徵：春分后十三日巳正一刻起。

三运宫：芒种后十日午初二刻起。

四运商：处暑后七日午正三刻起。

五运羽：立冬后四日未初四刻起。

寅、午、戌年

初运角：大寒日申时初初刻起。

二运徵：春分后十三日申正一刻起。

---

① 初运角：角指木运，即五音配五运，其他相同。

② 刻：即时刻。古时没有钟表，乃用铜壶滴水计时，分一昼夜为一百刻。每天从寅时开始初刻，相当于上午三点钟，和现在的计时起于夜半零点不同。寅初初刻就是寅时零刻，也就是上午三点零分。古时一刻，相当现在时钟的十四分二十四秒。

三运宫：芒种后十日酉初二刻起。

四运商：处暑后七日酉正三刻起。

五运羽：立冬后四日戌初四刻起。

亥、卯、未年

初运角：大寒日亥初初刻起。

二运徵：春分后十三日亥正一刻起。

三运宫：芒种后十日子初二刻起。

四运商：处暑后七日子正三刻起。

五运羽：立冬后四日丑初四刻起。

申、子、辰、寅、午、戌六阳年，巳、酉、丑、亥、卯、未六阴年，凡阳年的初运，均起于阳时，所以申、子、辰三阳年都起于寅时。寅、午、戌三阳年都起于申时。阴年的初运，均从阴时起，所以巳、酉、丑三阴年都起于巳时，亥、卯、未三阴年都起于亥时。以上六阴六阳十二年中所交司的时刻，从寅到丑，顺序而下，与一年中月建的次序完全相符，可见五运推移而司岁气的规律，与一年四时十二月的变化也是完全一致的。

【评注】为方便学习，将上文汇总成注表17，供大家参考。

注表17　主运交司时刻速查表

地支 \ 主运交司时刻	初运 大寒日	二运 春分后十三日	三运 芒种后十日	四运 处暑后七日	终运 立冬后四日
子、辰、申	寅初初刻起	寅正一刻起	卯初二刻起	卯正三刻起	辰初四刻起
丑、巳、酉	巳初初刻起	巳正一刻起	午初二刻起	午正三刻起	未初四刻起
寅、午、戌	申初初刻起	申正一刻起	酉初二刻起	酉正三刻起	戌初四刻起
卯、未、亥	亥初初刻起	亥正一刻起	子初二刻起	子正三刻起	丑初四刻起

另外，古人将一昼夜十二个时辰分为百刻，故每个时辰分得八刻二十分，一刻为六十分，如果换算为现在的分钟单位，则每刻为14.4分钟，每分为0.24分钟，我们平时经常说一刻钟，大约就是这个15分钟的意思。一个时辰一分为二，前半部分命名为"初"，后半部分命名为"正"。初、正又分别被分为五个部分，分别以"初刻""一刻""二刻""三刻""四刻"命名。

《类经图翼·运气·每日气数百刻分解》有云：每日十二时，每时得八刻二十分，每刻分为六十分。分八刻为前后，则前四刻为初四刻，后四刻为正四刻。分二十分为前后，则前十分为初初刻，后十分为正初刻。二十分者，即每刻六十分之二十也。按《周礼总义》，每刻分为六十分，正合《天元纪大论》所谓"天以六为节"也。今遵此数推衍之，则每日百刻，总计六千分。分六千分为十二时，则每时各得五百分。又分百刻于十二时，则每时各得八刻二十分。

根据上文内容，绘制成标尺，以供参阅。

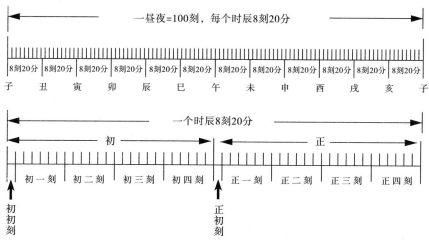

注图2　十二时辰分刻图

注表18　一个时辰与时刻换算表

一个时辰中	换算成分钟	古时时刻名称
初 例如寅初、卯初	2.4	初初刻
	14.4	初一刻
	14.4	初二刻
	14.4	初三刻
	14.4	初四刻
正 例如寅正、卯正	2.4	正初刻
	14.4	正一刻
	14.4	正二刻
	14.4	正三刻
	14.4	正四刻

二、主运的太过不及

因为主运年年不变，初运木，在五音上必须起角音。五音各有太少，至于是太角还是少角？这要根据每年的大运来推算决定，所以各年亦有所不同。

例如，大运甲年为太宫，其主运从太宫上生（就是从太宫向上推算），太宫土之上为火，因为火是生土之母，根据五音太少相生规律，因此太宫之上为少徵（即是少徵生太宫）。木为生火之母，因此少徵之上为太角。所以，甲年的主运是从太角起初运，二运是少徵，三运是太宫，四运是少商，终运是太羽，余可仿此类推（参看表9）。主运五音的太少，代表主运的太过不及。即太为运的太过，少为运的不及。

【评注】为便于理解上文，制作推演流程供参考（以2014甲午年为例）。

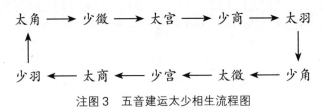

注图3　五音建运太少相生流程图

注表19　2014甲午年五运之主运推演表

2014甲午年五运之主运推演（甲年的岁运为太宫）					
五运	初运	二运	三运	四运	终运
主运	木	火	土	金	水
五音	太角	少徵	太宫	少商	太羽

再比如，2003年为癸未年，癸为火运（戊、癸为丹天之气所贯，故属火），阴干配少徵（火配徵，阴配少），再逆推至太角（生少徵者为太角，注意是逆推）。故癸年五运的初运为太角（木），二运为少徵（火），三运为太宫（土），四运为少商（金），终运为太羽（水）。如注表20①—②逆推至角，然后从①—③—④—⑤顺推至羽。

木	火	土	金	水
太角②	太徵	太宫③	太商	太羽⑤
少角	少徵①	少宫	少商④	少羽

注：癸年为少徵。

最后的主运推演结果如注表21（2003年为癸未年）。

注表21　2003年五运之主运推演表

2003年五运之主运的推演（癸年为少徵）					
五运	初运	二运	三运	四运	终运
主运	木	火	土	金	水
五音	太角	少徵	太宫	少商	太羽

附：主运简易查询表（注表22）。

注表22　主运简易查询表

年　干	初　运	二运	三　运	四运	终运
壬癸甲乙丙	木（太角）	火（少徵）	土（太宫）	金（少商）	水（太羽）
丁戊己庚辛	木（少角）	火（太徵）	土（少宫）	金（太商）	水（少羽）

第四节　客运

　　客运随大运而年年变化，如客旅的往来无定，故称"客运"。推算客运的方法，是以当年的大运作初运，也是按一年五个运季，按五行相生的顺序，逐步转移。例如，甲己年，大运属土，客运就以土为初运，金为二运，水为三运，木为四运，火为终运。同主运一样，也从大寒节开始，每运73天5刻，客运主要用以代表一年五个运季的特殊气候变化。

　　【评注】客运是一年五运季中气候的特殊变化规律。客运与主运同主一年五时之运。

　　主运与客运的同异是：阴阳干互为起运，太少相生，五行顺序，五步推移等，主运与客运相同。但是，主运年年起于春角，终于冬羽，万年不变，而客运必须以本年的中运作初运，十年一个循环，周而复始，这是主客两运的不同之处（表9）。在《内经》中，对大运谈得较多，主运次之，客运更少。在运用中，主要是大运，其次是客运，用以推算岁气的太过与不及。

表9　五运运序配音对照表

年干	大运		主运					客运				
	五运	五音	初运	二运	三运	四运	终运	初运	二运	三运	四运	终运
甲	土	太	宫	太角	少徵	太宫	少商	太羽	太宫	少商	太羽	太角	少徵
己		少		少角	太徵	少宫	太商	少羽	少宫	太商	少羽	少角	太徵
乙	金	少	商	太角	少徵	太宫	少商	太羽	少商	太羽	太角	少徵	太宫
庚		太		少角	太徵	少宫	太商	少羽	太商	少羽	少角	太徵	少宫
丙	水	太	羽	太角	少徵	太宫	少商	太羽	太羽	太角	少徵	太宫	少商
辛		少		少角	太徵	少宫	太商	少羽	少羽	少角	太徵	少宫	太商
丁	木	少	角	少角	太徵	少宫	太商	少羽	少角	太徵	少宫	太商	少羽
壬		太		太角	少徵	太宫	少商	太羽	太角	少徵	太宫	少商	太羽
戊	火	太	徵	少角	太徵	少宫	太商	少羽	太徵	少宫	太商	少羽	少角
癸		少		太角	少徵	太宫	少商	太羽	少徵	太宫	少商	太羽	太角

【评注】除丁壬木运年外，其余年的客运分治五时顺序并不完全是按照五音太少相生次序排列的（客运太少相生的前提条件，是在同一个五行周期内），其推算方法有顺有逆。《素问·六元正纪大论》对此有详细记载，如下。

太阳　太角　太阴　壬辰　壬戌……太角_{初正}　少徵　太宫　少商　太羽_终。

太阳　太徵　太阴　戊辰　戊戌同正徵……太徵　少宫　太商　少羽_终　少角_初。

太阳　太宫　太阴　甲辰　岁会同天符　甲戌岁会同天符……太宫　少商　太羽_终　太角_初　少徵。

太阳　太商　太阴　庚辰　庚戌……太商　少羽_终　少角_初　太徵　少宫。

太阳　太羽　太阴　丙辰天符　丙戌天符……太羽_终　太角_初　少徵　太宫　少商。

如其所注，"初"指每年主运的初运，"终"指每年主运的终运，主运主时时起于木运，终于水运，木五音为角，水五音为羽，故"初"字均注于角，"终"字均注于羽，即代表每年主运均始于角而终于羽这一意义。至壬年太角与丁年少角，又多注一"正"字，是指丁壬两年的主运与客运五步太少相生是完全一致的，说明主运与客运是受丁壬太少两分统辖的，将十年大周期分为两个五年小周期。

为方便学习客运的推演方法，特增加推演示范。

客运五步推演的步骤：

（1）以岁运为初运。

（2）从初运开始向后以五行相生、太少相生推演至羽，此为顺推。

（3）然后从初运逆推，即找初运之母，直至逆推到角，以此来确定是太角还是少角（由此可见客运太少相生是在同一个五行周期内的）。

下面以2014年甲午年为例，甲年土运太过为太宫，客运初运则为太宫，顺推至羽，太宫生少商为二运，少商生太羽为三运；然后从初运反推，即找初运太宫之母，为少徵，少徵乃五运，再逆推，少徵之母为太角，太角为四运。也就是后两运需要逆推。可见，主运与客运推演的五步运，均是按五行相生顺序排列，且每步运的"太""少"是相同的。其不同之处在于主运均以"木运"为初运，而客运以值年岁运为初运。

客运具体推算步骤：

1. 太宫 ⟶ 少商 ⟶ 太羽（顺推到羽）。

2. 逆推：生太宫者为少徵，生少徵者为太角。

五音建运太少相生流程图见注图3。

最终2014年（甲午年）的主运与客运如下（注表23）（注：甲午年是土运太过，太宫）。

注表23　2014年（甲午年）的主运与客运表

2014	初运	二运	三运	四运	五运
主运	太角（木）	少徵（火）	太宫（土）	少商（金）	太羽（水）
客运	太宫（土）	少商（金）	太羽（水）	太角（木）	少徵（火）

为方便大家学习，增加主客运速查表（注表24）。

注表24　主客运速查表

		主运 初运	二运	三运	四运	终运
太角壬统五年	主运	太角（初正）	少徵	太宫	少商	太羽（终）
	年干	客运 初运	客运 二运	客运 三运	客运 四运	客运 终运
	壬	太角（初正）	少徵	太宫	少商	太羽（终）
	癸	少徵	太宫	少商	太羽（终）	太角（初）
	甲	太宫	少商	太羽（终）	太角（初）	少徵
	乙	少商	太羽（终）	太角（初）	少徵	太宫
	丙	太羽（终）	太角（初）	少徵	太宫	少商
		主运 初运	二运	三运	四运	终运
少角丁统五年	主运	少角（初正）	太徵	少宫	太商	少羽（终）
	年干	客运 初运	客运 二运	客运 三运	客运 四运	客运 终运
	丁	少角（初正）	太徵	少宫	太商	少羽（终）
	戊	太徵	少宫	太商	少羽（终）	少角（初）
	己	少宫	太商	少羽（终）	少角（初）	太徵
	庚	太商	少羽（终）	少角（初）	太徵	少宫
	辛	少羽（终）	少角（初）	太徵	少宫	太商

第五节　五运三纪

五运的太过、不及加平气，名为"五运三纪"，也就是《素问·五常政大论》所说的"三气之纪"。"太过"，即表示运气的旺盛而有余；"不及"表示运气的衰少而不足。看运气的太过还是不足，主要在于是阳干还是阴干。阳干为太过，阴干为不及。

例如，同样是土运司令，逢六甲年（甲子、甲戌、甲申、甲午、甲辰、甲寅），便为土运太过。《内经》："岁土太过，雨湿流行。"（《素问·气交变大论》）因此，在气候变化和治疗上，遇到土运太过，应当考虑到湿的方面。相反的逢六己年（己丑、己卯、己巳、己未、己酉、己亥），便为土运不及。《内经》："岁土不及，风乃大行。"（《素问·气交变大论》）由于土之不及，则风木之气胜而乘之。因此，遇到土运不及，临床上就要注意木旺致病。余可仿此类推。

为什么会产生平气呢？张景岳说，这是因为"运太过而被抑，运不及而得助"（《类经图翼·五运太少齐兼化逆顺图解》）的缘故。

例如，癸巳年是火运不及之年，因"癸"为阴火，但"巳"在南方亦属火，不及的癸火得到南方巳火的资助，便可平匀而无不及之弊了，所以癸巳年是平气之年。

又如，戊辰年应是火运太过之年，因"戊"为阳火，但是"辰"年总是太阳寒水司天，太过的火运，遇上司天的寒水，便被抑制，由太过而成平气之年。

可见它们是以运与气之间的制约关系来衡量其是否是太过、不及或平气的。

此外，还有一种情况，也可产生平气。例如，每年的初运，总是在年前的大寒节交接，假使是丁亥年，交运的第一天的日干时干如果是壬的话，丁为阴木，壬为阳木，阴木与阳木相合，便是年干与日干相合，这叫做"干德符"（符——"合"的意思，年干与日干的德性相符合，故名"干德符"），亦称为平气。

平气在气运的征象是"无偏无颇，不胜不衰，五运之性，各守其平"。

五运三气之纪在《内经》中各有名号。水运的平气名叫"静顺"，就是指这年水运的德性正常，表现为雨水调和（静）对生物的生长有利（顺）。若水运不及，则雨水少而火来胜之，便成旱年，这时沟渠干涸、草木枯死，所以称之为"涸流之纪"。相反，如果水运太过，则大雨连绵而洪流泛滥成灾，这便叫做"流衍之纪"。五运三纪的名称，出自《素问·五常政大论》，见表10。

表10　五运三气之纪表

五运 三气	木	火	土	金	水
平气	敷和	升明	备化	审平	静顺
不及	委和	伏明	卑监	从革	涸流
太过	发生	赫曦	敦阜	坚成	流衍

木气敷布和柔（敷和），火气上升而明亮（升明），土气具备生化

之功（备化），金气审慎平守而不妄施肃杀（审平），水气静谧柔顺而不泛滥（静顺），形容五运"各守其平"的征象，故为平气之兆。其余名义，亦不外形容五运之气太过和不及的征象而已，别无深义。

《内经》还有五运三气的发病情况，今据《素问·五常政大论》归纳于下（表11），以供参考。

表11　五运三气之纪发病表

三纪 \ 发病 \ 五运	木	火	土	金	水
平气	里急支满	瞤、瘈	痞	咳	厥
不及	緛戾拘缓、惊骇、摇动注恐、肢废痈肿、疮疡	痛、昏、惑悲、忘	飧涌、分溃痈肿、濡滞留满、痞塞、飧泄	咳喘、嚏咳、鼽衄	燥槁、痿厥坚下、癃闭
太过	掉眩、巅疾、怒、吐、利	炎灼妄扰、笑、疟、疮疡、血流、狂妄、目赤、痉	濡积并蓄、腹满、四肢不举	暴折疡疰、喘喝、胸凭仰息、咳	胀

五运三纪的发病是古代的一种归纳方法，没有其规律性，所以我们不能把它看成固定不变的公式。从发病的症状来看，又必须联系五脏病变来理解。如金运之纪，不管平气、太过、不及，其发病多与肺有关，土运又不离乎脾等等，只供参考而已。

（緛音软，戾音利，緛为短缩，戾为了戾，拘急弛缓皆筋之为病，相当于瘈疭抽搐角弓反张之症。濡积并蓄——张志聪："蓄，聚也，湿则濡滞而成积聚也。"）

【评注】五运的太过不及均能影响人体疾病的发生与流行。如《素问·气交变大论》曰："岁木不及，燥乃大行，生气失应……民病中清，胠胁痛，少腹痛，肠鸣溏泄……复则炎暑流火……病寒热……咳而鼽。"凡是木运不及之年，克己之气燥气就会偏胜，气候以偏凉为特点，从人体来说，由于肝气不足，疏泄失职而影响脾的运化；由于五行胜复的关系，木之子火气就会来报复，在人体方面则会出现心火偏胜的症状，以及火烁刑金而引起的咳嗽、鼻衄及各种皮肤病等。因此，如2017年丁酉鸡年为木运不及之年，要考虑肝、肺、心三脏的病理变化和与肝有密切关系的脾的病变。

为方便大家学习，现根据《素问·气交变大论》中有关五运太过与不及与气候及脏腑关系的内容总结如下（注表25）。

注表25　五运太过与不及与气候及脏腑关系表

五运	木	火	土	金	水
太过	风气流行（肝）	火暑流行（心）	雨湿流行（脾）	燥气流行（肺）	寒气流行（肾）
	脾土受邪（脾）	肺金受邪（肺）	肾水受邪（肾）	肝木受邪（肝）	心火受邪（心）
	金气来复（肺）	水气来复（肾）	木气来复（肝）	火气来复（心）	土气来复（脾）
不及	燥乃大行（肺）	寒乃大行（肾）	风乃大行（肝）	炎火乃行（心）	湿气大行（脾）
	生气失政（肝）	长政不用（心）	化气不令（脾）	收气乃后（肺）	藏气不政（肾）
	火暑流火（心）	复则埃郁（脾）	收政严峻（肺）	寒雨暴至（肾）	大风暴发（肝）

第三章 六气

六气是风、热（暑）、火、湿、燥、寒的统称。《内经》："寒暑燥湿风火，天之阴阳也，三阴三阳上奉之；木火土金水火，地之阴阳也，生长化收藏下应之。"（《素问·天元纪大论》）这是说六气是天的阴阳，三阴三阳的变化与它相应；五行是地的阴阳，生长化收藏的生物变化与它相应。

这里所谓的三阴三阳，依次是厥阴风木为一阴，少阴君火为二阴，太阴湿土为三阴；少阳相火为一阳，阳明燥金为二阳，太阳寒水为三阳，合称三阴三阳，它们代表六种不同的气候变化，故称六气。

第一节　十二支化气

十二支分司三阴三阳六种气候，名为"十二支化气"。《内经》："子午之上，少阴主之；丑未之上，太阴主之；寅申之上，少阳主之；卯酉之上，阳明主之；辰戌之上，太阳主之；巳亥之上，厥阴主之。"（《素问·五运行大论》）

这里所说的"上"，是指在天象中的气候变化。就是说：逢子午之年，为少阴君火的热气当令；丑未之年，为太阴的湿气当令；寅申之年，为少阳的火气当令……

这里的十二支化气，虽然也结合到五行，但与前面的十二支配五行有所不同，须加以区别。

表12　十二支配五行化六气对照表

十二支	寅卯	巳午		辰未戌丑	申酉	亥子
配五行	木	火		土	金	水
配六气	风	热	暑	湿	燥	寒
十二支	巳亥	子午	寅申	丑未	卯酉	辰戌

为什么十二支化气要巳亥化风，子午寅申化火，丑未化湿……呢？启玄子用六气有"正化"和"对化"的关系来加以解释（见《素问六气玄珠密语》卷十）。六气正化对化的情况见图10。

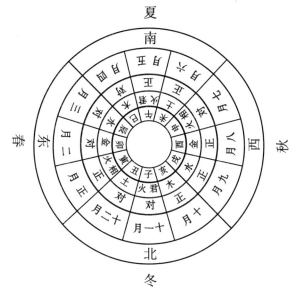

图10　六气正化对化图

这样一正一对，而化为六气之理，刘温舒作了详细的说明："六气分上下左右而行天令，十二支分节令、时日而司地化。上下相召，而寒暑燥湿风火，与四时之气不同者，盖相临不一，而使然也。六气司于十二支者，有正对之化也。然厥阴所以司于巳亥者何也？谓厥阴木也，木生于亥，故正化于亥，对化于巳也。虽有卯为正木之分，乃阳明金对化也。所从生而顺于巳也。少阴所以司于子午者何也？谓少阴为君火尊位，所以正待南方离位，故正化于午，对化于子也。太阴所以司于丑未者何也？土属中宫，寄于坤位西南，居未分也，故正化于未，对化于丑也。少阳所以司于寅申者何也？谓少阳相火，位卑于君火也，虽有午位，君火居之，火生于寅，故正化于寅，对化于申也。阳明所以司于卯酉者何也？谓阳明为金，酉为西方，西方属金，故正化于酉，对化于卯也。太阳所以司于辰戌者何也？谓太阳为水，虽有子位，以居君火对化，水乃伏土中，即六戊、天门戌是也，六己、地户辰是也，故水惟土用，正化于戌，对化于辰也。此《玄珠》之说已详矣。莫不各有因焉。此天之阴阳，合地之十二支，动而不息者也。"（《素问入式运气论奥·论客气》）

【评注】为便于理解，据文意绘制注图4。

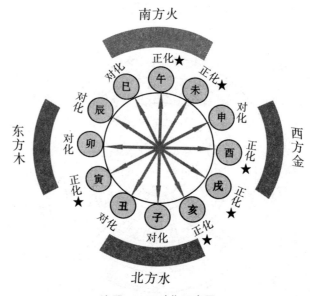

注图4　正对化示意图

总之，所谓正化，不是取其方位的所在，就是因它含有阴阳相生的意义。如子与午均为君火，但午的方位在南，在月建是五月，南方与仲夏均属火，所以午为正化。子为十一月的月建，居正北方，与正南方的午遥遥相对，故子为对化。未与丑均为湿土，未为六月月建，六月为长夏，正当湿土的旺季，所以未为正化。丑为十二月月建，未在西南方，丑在东北方，遥遥相对，故丑为对化。寅与申均为相火，正月建寅，在时令为孟春，正当木气旺时，木能生火，为火之母，所以寅为正化。申为七月月建，七月初秋属燥金，是下半年的第一个月，与上半年的第一个月遥遥相对，故申为对化。酉与卯均为燥金，酉为八月月建，金气旺盛的季节，故酉为正化。八月仲秋，二月仲春，仲春卯月与仲秋酉月相对，故卯为对化。戌与辰均为寒水，九月建戌，为秋金隆盛之时，金能生水，为水之母，所以戌为正化。辰为三月季春，与季秋戌月遥遥相对，故辰为对化。亥与巳均为风木，十月建亥，为水令之孟冬月，水能生木，为木之母，所以亥为正化。巳为四月孟夏，与孟冬月遥遥相对，故巳为对化。《内经》说："子午为经，卯酉为纬。"（《灵枢·卫气行》）

任应秋说："天象定者为经，动者为纬。子午在南北二极，居其所而不移，所以子午为经；卯酉居于东西两端，东升西降，列宿周旋无已，所以卯酉为纬。子午卯酉之所以为经纬，仍不外乎此。"（任应秋：《五运六气》）

【评注】正化是六气与方位、月建季节的属性相合，其位则正，为正化。正化对化，反映了气候天象的虚实标本、阴阳盛衰。"正化"说明六气充实旺盛，为本，用生数表示。"对化"说明六气虚弱不足，为标，用成数表示。

《素问六气玄珠秘语》中说："正化者，即天令正化其令，正无邪化，天气实故也。对化者，即对位冲化也。对化即天令虚，易其正数，乃从成也。"正化气实，对化气虚，究其本源还是五行生克制化之道。

需要说明的是，这里的正对化理论和《素问·六元正纪大论》中阐述的"正化日""邪气化日"应加以区分。

《素问·六元正纪大论》说："甲子甲午岁，上少阴火，中太宫土运，下阳明金，热化二，雨化五，燥化四，所谓正化日也。乙丑乙未岁，上太阴土，中少商金运，下太阳水，热化寒化胜复同，所谓邪气化日也。灾七宫。湿化五，清化四，寒化六，所谓正化日也。"这里提到的正化日和邪气化日，或许这样理解，即邪气化日是因岁运不及之年才存在的胜复问题，从而感邪所化，故称邪气化日，邪化则属于气化不正。而正化日在这里的应用可有两层意思理解，一层为岁运太过之年则无胜复，气化为正，所以为正化日；第二层意思是热化、雨化、燥化等气化现象为当年应有的岁气变化之常，所以也可以被称为正化日。

第二节　主气

六气主要有主气、客气二种。主气就是主时之气，用以说明一年四季二十四个节气的一般气候变化。

六气主时，简称"六步"，就是把一年分为六个节段：始于春木，终于冬水，所以也叫做"六节"。张景岳说："主气者地气也，在地成形，静而守位。"（《类经图翼·主气图解》）主气与客气相对而言，主气属地，"静而守位"，所以主气年年固定不变，如一家之主，不常更换，所以称为"主气"。

一、主气的推算方法

主气也是从大寒日开始，四个节气转一步，把一年二十四个节气分为三阴三阳六步。它的次序是：初之气为厥阴风木，二之气为少阴君火，三之气为少阳相火，四之气为太阴湿土，五之气为阳明燥金，终之气为太阳寒水。也是按五行相生的顺序进行的，与主运相同，不过其中火分为二，所以气有六而运只有五。

《内经》："愿闻地理之应六节气位何如？岐伯曰：显明之右，君火之位也。君火之右，退行一步，相火治之。复行一步，土气治之。复行一步，金气治之。复行一步，水气治之。复行一步，木气治之。复行一步，君火治之。"（《素问·六微旨大论》）这里指出了六气主时的位置。"显明"是指春分节，依次向下推移，它处在厥阴与少阴的交界线上（参看图 11）。"之右"，是指右旋的方向（这里的左右，是以南面而立为准）。"退行一步"，古代臣见君，以退为出，向右移行一步之意，"复行一步"，就是再向右移一步，一年计分六步、全年 365.25 天，分做六步，每步计时 365.25/6=60.875 天，也就是 60 日 87.5 刻。

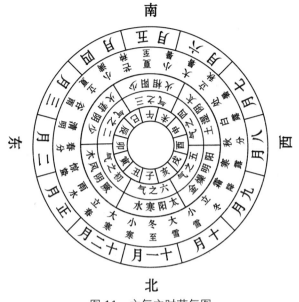

图 11　六气主时节气图

"六步"就是把原来的一年四季，分成六季。有人探讨"六季"的科学性时，肯定了六季是我国古代劳动人民在漫长的农牧业生产和医疗实践中，根据黄河中下游常年气候运动的平均状态所归纳出的一个规律性的总结。比把一年分做四季更为细致而符合气候实际。并列举事实证明，它既有天文学基础，又有气候学以及物候学上的特征。不仅在医学气候学上是一个重要贡献，甚至在超长期天气预报等方面也有重要的参考价值。[秦广忱. 浅论《内经》六季的科学性和现实意义——中国古代在医学气候学上对季节的创建问题. 上海中医药杂志，1979（4）：46.]

二、主气的交司时刻

主气的交司时刻如下。

初之气——大寒节第一天寅初初刻起，至二月半子时五刻，即春分节的前夕，为第一步，余下，12.5 刻并入二之气计算。

二之气——从子时六刻起，至四月中的戌时四刻，即小满节的前夕，为第二步。尾数余 25 刻并入三之气计算。

三之气——由戌时五刻起，至六月中的大暑前夕，值酉时五刻，为第三步。余 37.5 刻，并入四之气。

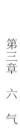

四之气——由酉时六刻起，至八月中的秋分前夕，值未时四刻，为第四步。余下 50 刻，并入五之气。

五之气——从未时五刻起，至十月中的小雪节前夕，值午时五刻，为第五步。余下 62.5 刻并入终之气计算。

终之气——从午时六刻起，至十二月的大寒节前夕，值辰时四刻，余下 75 刻，并入下一年内计算。

以上是六气循环一周的时刻，见《素问·六微旨大论》。

三、主气的气候常规

初气多风；二气转热，三气暑热，四气雨湿较多，五气天气凉燥，终气天寒，水冰地冻。在一般情况下，年年如此，故称"常规"。

【评注】厥阴风木：阴尽阳生，地气返暖，万物萌动，"木"表示生发，"风"除了显示多风，还表示多变化而不稳定，称为"善行而数变"。

少阴君火：阴气收敛，阳气始至。气候特点是温而不热。

少阳相火：阳气正当少壮。气候特点是日渐炎热。

太阴湿土：阳气在外，暑热夹湿，土育化万物。气候特点是雨多湿盛。

阳明燥金：阳藏秋窗，阳气收敛，热随秋去，金为肃杀之气。气候特点是天干气燥，寒霜渐临。

太阳寒水：至阳返阴，阳气收内，水沉于下。气候特点是天寒地冻。

主气每年固定不变，按照五行相生的顺序，附主气表以及所属的节气（注表 26）。

注表 26　主气以及所属节气表

初之气	厥阴风木	主大寒、立春、雨水、惊蛰
二之气	少阴君火	主春分、清明、谷雨、立夏
三之气	少阳相火	主小满、芒种、夏至、小暑
四之气	太阴湿土	主大暑、立秋、处暑、白露
五之气	阳明燥金	主秋分、寒露、霜降、立冬
终之气	太阳寒水	主小雪、大雪、冬至、小寒

第三节 客气

张景岳说："客气者，天气也。在天为气，动而不息。"(《类经图翼·客气图解》) 这是说，客气与主气相对，主气在地，客气在天；主气静而不移，年年不变；客气动而不止，逐年随值年的地支而变化，如客旅的往来无定，故名客气。

客气也分六步，就是司天、在泉和上下左右四步间气。这六步客气的顺序，是以阴阳先后来排定的，就是先三阴，后三阳。三阴以一阴的厥阴开始，其次是二阴的少阴，再其次是三阴的太阴。三阳亦以一阳的少阳为始，其次是二阳的阳明，最后是三阳的太阳。

三阴三阳分布于上下左右，互为"司天"，互为"在泉"，互为"间气"，便构成了客气的六步变化。

一、司天在泉

什么是"司天"？通俗地讲，"司"是司管，"天"是天气变化。司管每年上半年天气变化的叫做"司天"。什么是"在泉"？"泉"是地下的黄泉，《内经》："岁半以前，天气主之，岁半以后，地气主之。"(《素问·六元正纪大论》) 这是说地与天相对，天在上，故司天主管上半年（"岁半以前"）；地在下，故在泉司管下半年（"岁半以后"）的气候变化，故叫做"在泉"。

【评注】《素问·六微旨大论》有云："上下有位，左右有纪。"司天在上，位在南，面北而立，左西右东。其在主气六步气运的三之气位置之上。其右间气为二之气之上，其左间气为四之气之上。所以司天象征在上，常位情况下，为上半年统领之气。在泉象征在下，常位情况下，为下半年统领之气。《类

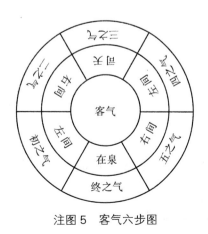

注图5 客气六步图

経》有云："天者天之气，司天是也，地者地气，在泉是也。"分别代表天地之气。

这里需要说明一点，司天、在泉都与全年运气有关，只是司天之气在上半年尤其是"三之气"明显，在泉之气在下半年尤其是"终之气"明显。

司天在泉的推算方法，是依据每年的地支符号，按前述地支配六气的顺序而定的。并有其一定的规律性，就是阴阳相对，而且一阴与一阳，二阴与二阳，三阴与三阳相对。例如，子午之岁，君火司天，君火为二阴少阴。二阴对二阳，则在泉是二阳阳明。余可类推（参看表13）。

表13　司天在泉表

年 支	司 天	在 泉
子 午	少阴君火——二阴	阳明燥金——二阳
丑 未	太阴湿土——三阴	太阳寒水——三阳
寅 申	少阳相火——一阳	厥阴风木——一阴
卯 酉	阳明燥金——二阳	少阴君火——二阴
辰 戌	太阳寒水——三阳	太阴湿土——三阴
巳 亥	厥阴风木——一阴	少阳相火——一阳

【评注】司天歌诀：子午少阴化君火，丑未太阴湿土分，寅申少阳化相火，卯酉阳明化燥金，辰戌太阳化寒水，巳亥风木为厥阴。

二、左右间气

什么叫"左右间气"？启玄子说："凡左右者，从司也，间气也？假令厥阴风木司天，左少阴，右太阳也；少阴司天，左太阳，右厥阴也……"（《素问六气玄珠密语·天元定化纪篇》）。就是说它是随从在司天和在泉之"间"的"左右"，各有一步，共计四步的客气，名为"左右间气"。

它们的位置是：司天在上，面北，在泉在下，面向南。在司天在泉左边的为左间，右边的为右间。在泉的左间为每年的初之气的位置，司天的右间为二之气的位置，司天是三之气，司天的左间是四之气，在泉的右间为五之气，在泉为终之气。这种位置，是年年如此固定不变的。（图12）

但是，值年的客气，则随每年年支的转移而每年不同。例如，戊戌年为太阳寒水司天，太阴湿土在泉。在"司天"两旁的间气是阳明为"右

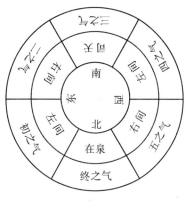

图 12　司天在泉左右间气图

间"，厥阴为"左间"；在"在泉"两旁的间气是少阴为"右间"，少阳为"左间"。到了明年己亥年则转移为厥阴风木"司天"少阳相火"在泉"。在"司天"两旁的右间是太阳，"左间"是少阴；在"在泉"两旁的"右间"是太阴，"左间"是阳明。（表 14）

所以，戊戌年客气的"初之气是少阳相火""二之气"是阳明燥金，"三之气"（司天）是太阳寒水，"四之气"是厥阴风木，"五之气"少阴君火，"终之气"（在泉）是太阴湿土。己亥年的"初之气"则为阳明燥金，"二之气"为太阳寒水，"三之气"为厥阴风木。"四之气"为少阴君火，"五之气"为太阴湿土，"终之气"为少阳相火。

所以客气年年不同，一般十二年一个循环（表 14）。

表 14　六步客气表解

年支	子午	丑未	寅申
司天	少阴君火	太阴湿土	少阳相火
四步间气	南 三气 东←二气 右厥阴 左太阴 西 初气 终气 北	南 三气 东←二气 右少阴 左少阳 西 初气 终气 北	南 三气 东←二气 右太阴 左阳明 西 初气 终气 北
在泉	阳明燥金	太阳寒水	厥阴风木

年支	卯酉	辰戌	巳亥
司天	阳明燥金	太阳寒水	厥阴风木
四步间气	南 三气 右少阳 左太阳 东 西 初气太阴 与五气 终气 北	南 三气 右阳明 左厥阴 东 西 初气少阳 与五气 终气 北	南 三气 右太阳 左少阴 东 西 初气少阴 与五气 终气 北
在泉	少阴君火	太阴湿土	少阳相火

为什么同是东或西的一个方向，而上下的左右间气不同呢？这是因为司天和在泉所面对的方向不同的缘故。《内经》说："天地者……所谓面北而定其位……何谓下？……所谓面南而命其位。"（《素问·五运行大论》）这几句话的意思是：司天为天，在上；在泉为地，在下。司天的位置面向北：所以左间在西边，右间在东边；在泉的位置面向南，所以左间在东边，右间在西边。

客气的初之气，也是从大寒日开始，与主气相同，每气占时 60 天 87.5 刻。

客气司天的气象变化，如《内经》所说："厥阴司天，其化以风；少阴司天，其化以热；太阴司天，其化以湿；少阳司天，其化以火；阳明司天，其化以燥；太阳司天，其化以寒。"（《素问·至真要大论》）就是说在厥阴司天的季节，气候多风；少阴司天的季节，气候多温暖；太阴司天的季节，气候多雨湿；少阳司天的季节，气候多暑热；阳明司天的季节，气候多干燥；太阳司天的季节，气候多寒冷。

司天在泉与四步间气所主的气化，在时间上有区别。《内经》："主岁者纪岁，间气者纪步也。"（《素问·至真要大论》）这是说司天在泉是主一年的气化（司天主上半年，在泉主下半年），四步间气，每步只主 60.875 天（一步）的气化。

【评注】客气的情况较为复杂，有司天、在泉及左右间气之别。三之气为司天，终之气为在泉。二之气、四之气为司天的左右间气，五之气、初之气为在泉的左右间气。见注表27。

注表27　客气司天、在泉、左右间气表

初之气	二之气	三之气	四之气	五之气	终之气
在泉左间	司天右间	司天之气	司天左间	在泉右间	在泉之气

六气的排列，先阴后阳，均按一二三的次序排列。即：厥阴风木、少阴君火、太阴湿土、少阳相火、阳明燥金、太阳寒水。见注表28。

注表28　十二支化气阴阳五行相应表

十二支	巳亥	子午	丑未	寅申	卯酉	辰戌
司天在泉	厥阴风木	少阴君火	太阴湿土	少阳相火	阳明燥金	太阳寒水
气	风	君火（热）	湿	相火（火）	燥	寒
五行	木	火	土	火	金	水
阴阳	厥阴1阴	少阴2阴	太阴3阴	少阳1阳	阳明2阳	太阳3阳

客气阴阳相接原则：三之气（司天）确定之后，按其阴阳属性顺序而生。（若是一阴或一阳则向后为二阴或二阳，若二阴或二阳则前为一阴或一阳后为三阴或三阳，若三阴或三阳则向前为一阴或一阳和二阴或二阳。）

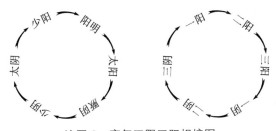

注图6　客气三阴三阳相接图

如2017年为丁酉年，所以司天之气（三之气）为阳明燥金，在泉之气为少阴君火（终之气），由于本年的司天和在泉的关系为二阳对二阴，所以司天之气前面的二之气即为一阳：少阳相火；司天后面的四之气即为三阳：太阳寒水；在泉之气为二阴：少阴君火，所以终之气之前的五之气即为一阴：厥阴风木；初之气为在泉之气的左间气，所以为三阴：太阴湿土。具体见注表29。

注表 29　2017 年（丁酉）客气表

初之气	二之气	三之气	四之气	五之气	终之气
在泉左间	司天右间	司天	司天左间	在泉右间	在泉
太阴湿土	少阳相火	阳明燥金	太阳寒水	厥阴风木	少阴君火

再如 2003 年（癸未）的客气如下（注表 30）。

注表 30　2003 年（癸未）客气表

初之气	二之气	三之气	四之气	五之气	终之气
在泉左间	司天右间	司天	司天左间	在泉右间	在泉
厥阴风木	少阴君火	太阴湿土	少阳相火	阳明燥金	太阳寒水

为方便大家学习，绘制了一个十二地支与客气速查表供参考（注表 31）

注表 31　司天、在泉、左右四间客气速查表

地支 \ 六气客气		子午	丑未	寅申	卯酉	辰戌	巳亥
在泉左间	初之气	太阳寒水	厥阴风木	少阴君火	太阴湿土	少阳相火	阳明燥金
司天右间	二之气	厥阴风木	少阴君火	太阴湿土	少阳相火	阳明燥金	太阳寒水
司天	三之气	少阴君火	太阴湿土	少阳相火	阳明燥金	太阳寒水	厥阴风木
司天左间	四之气	太阴湿土	少阳相火	阳明燥金	太阳寒水	厥阴风木	少阴君火
在泉右间	五之气	少阳相火	阳明燥金	太阳寒水	厥阴风木	少阴君火	太阴湿土
在泉	终之气	阳明燥金	太阳寒水	厥阴风木	少阴君火	太阴湿土	少阳相火

三、间气的阴阳升降

四步间气，随着司天在泉的转移，还包含了阴阳升降的道理。这就是四步间气的转移，表明了阴升则阳降，阳升则阴降，和左升右降的阴阳升降规律。

例如，辰戌年为太阳寒水司天，太阴湿土在泉。该年在司天两旁的间气是，阳明为右间，厥阴为左间。在泉两旁的间气是，少阴为右间，少阳为左间（图 13）。到了明年己亥年，司天在泉之气转移，它是

厥阴风木司天，而少阳相火在泉。这时在司天两旁的间气是太阳向右方下移而为右间，少阴在左方上升而成左间；在泉两旁的间气，也是太阴向右方下移成为右间，阳明向左方上升成为在泉的左间了。

阴阳的左右升降，其中有一条规律，就是在客气的转移中，左方属阳而主升，右方属阴而主降。这是一定不变的。《内经》说："左右者阴阳之道路也。"(《素问·五运行大论》)也是这个意思。

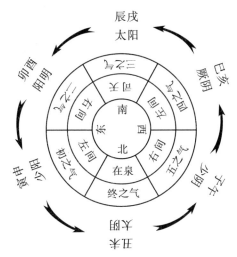

图 13 辰戌年的客气转移升降图

【评注】升，指在泉的右间，升为司天的左间；降，指司天的右间，降为在泉的左间。升降失常，指这四间气不能按时升降。

《素问·刺法论》有论"升降不前，气交有变，即成暴郁""升之不前，即有期凶也""降而不入，抑之郁发，散而可得位，降而郁发，暴如天间之待时也""降而不下，郁可速矣"。四间气应升而不能升，应降而不能降，即地气不能上升，天气不能下降，气机升降失常，天地气机郁滞，就会造成以某一气郁滞为主的异常气候，异常气候能够致使人体相应脏腑气机失调。

例如，巳亥岁，少阴君火应从在泉右间上升为司天左间，但是，由于前一年（戌辰岁）的司天之气太阳寒水之气过胜，致使下一年的少阴君火不能顺利地从在泉右间上升为司天左间，因此，自然气候会出现火气被郁的气候表现，此种气候表现可影响相应之脏，致使该脏气机亦随之郁滞。

如果间气应降而不降，天地气机升降失常，同样会造成异常的气候，能影响相应之脏，使其气机郁滞。

为便于理解上文，绘制了间气升降示意图供参考（注图7）。

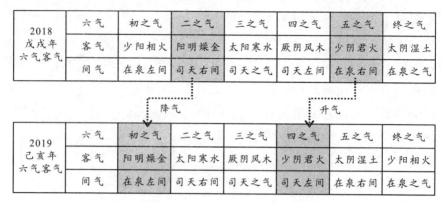

2018 戊戌年 六气客气	六气	初之气	二之气	三之气	四之气	五之气	终之气
	客气	少阳相火	阳明燥金	太阳寒水	厥阴风木	少阴君火	太阴湿土
	间气	在泉左间	司天右间	司天之气	司天左间	在泉右间	在泉之气

降气　　　　　　　　　　升气

2019 己亥年 六气客气	六气	初之气	二之气	三之气	四之气	五之气	终之气
	客气	阳明燥金	太阳寒水	厥阴风木	少阴君火	太阴湿土	少阳相火
	间气	在泉左间	司天右间	司天之气	司天左间	在泉右间	在泉之气

注图 7　2018 戊戌年与 2019 己亥年间气升降示意图

我国历史上对天体视运动的观察和记录，开始得很早，人们早就了解：全体恒星，相互间的位置是固定的整体地东升西没。

我国至迟在殷代已经了解：每天黄昏恒星从东方升起，每天黎明前，同一颗恒星向西方落下，如此日复一日，整个恒星图逐渐西移。

过了半年，原先在黄昏时刚从东方升起的恒星，却变成在黄昏时正向西方落下，而在东方则升起半年前不曾见过的恒星。这样一来，根据同一恒星在天上视运动位置的不同，可以定出一年不同的季节。

古人面南而立，所以左为东方，右为西方，天体星辰东升西降的运动规律，也就成为阴阳升降的道路。

但是恒星每天自东向西运行，而相对于恒星的七曜（日、月和水、火、木、金、土五大行星）都自西向东移行。因此，在天文界古来就有右旋与左旋之争。

这个问题，在《内经》中已经明确指出："岐伯曰：上者右行，下者左行，左右周天，余而复会也。"（《素问·五运行大论》）在这里是指明了天和地是作相对的运动：天向右旋转，即自东向西；地向左旋转，即自西向东。一周天后，又回复到原来的相对位置。这种天和地向相反方向旋转的思想，是最早的朴素的地动说。

四、客气的胜复变化

什么是"胜复"？"胜"是主动的，作强胜解释；"复"是被动的，作报复的意思。

所谓"胜复之气"，例如上半年热气偏胜，气候过于炎热，则下半年寒气来复，气候可以变得格外寒冷。所以热是"胜"气，寒是"复"气。

为什么会产生胜复之气？《内经》说："物极谓之变。"（《素问·天元纪大论》）用后世的话来说，就是物极必反，寒极生热，热极生寒的意思。上半年为"司天"之气主政，下半年为"在泉"之气当令，所以这里实际是司天之气有"胜"，则在泉之气来"复"。

《内经》："帝曰：胜复之动，时有常乎？气有必乎？岐伯曰：时有常位，而气无必也。帝曰：愿闻其道也？岐伯曰：初气终三气，天气（司天）主之，胜之常也；四气尽终气，地气（在泉）主之，复之常也，有胜则复，无胜则否。帝曰：若复已而胜何如？岐伯曰：胜至则复，无常数也，衰乃止耳。复已而胜，不胜则害，此伤生也。"（《素问·至真要大论》）

这一节问答，说明了以下几个问题：

①胜复之气在时序上有一定的规律性。初气到三气，是上半年司天主政，发生了超常的气候变化，叫做胜气。四气到终气，是下半年在泉之气主政，发生与上半年相反的气候变化，叫做复气，这是一般的常规现象。

②有胜气，然后有复气；如无胜气，则没有复气（"有胜则复，无胜则否"）。

③有胜气，不一定就有复气（"胜至则复，无常数也"），如有胜无复，这种特殊变化，就会产生灾害，致生机受到伤害。

总之，客气虽然有胜复的变化，但也不是一成不变的。

五、客气的不迁正不退位

客气的司天在泉，虽然每年转换一次，但也有气候反常，不按一般规律转移的，这就是《内经遗篇·刺法》所谓的"不迁正""不退位""升不前""降不下"的问题。

所谓"不退位"，例如，今年岁次己未，应该是太阴湿土司天。如果去年（戊午）的少阴君火之气有余，复作布政，留而不去，因而影响了今年太阴司天的不得"迁正"就位，相应的也影响了左右间气的升降——"升不前""降不下"。

由此可见，"不退位"可以说是前一年岁气司天的"至而不去"，"不迁正"可以说是本年岁气司天的"至而不至"，这都是气候变化中的不正常现象。

【评注】不迁正，是指上一年的司天之气的左间，在下一年应当上升为司天之气，但是由于上一年司天之气太过，天数有余。因此，其气仍然布政行令，致使气候变化仍然具有上一年司天之气的特点，致使新一年司天之气不能发挥作用，天地气机运行不畅，气候异常导致物候物化随之失常，易出现疫邪，若人体相应脏腑气机郁滞，正气不足，易致疾病，甚至发生疫疠。即如《素问·刺法论》所言"故天地气逆，化成民病"。

例如，寅申之岁，应该少阳相火司天，可是，上一年（丑未之岁）太阴湿土之气有余，故在下一年仍然显示出太阴湿土行令的气候表现，少阳相火之气不能迁升为司天之位而行令，自然物化也随之失常，与正常时令不相符。《素问·本病论》说："少阳不迁正，即炎灼弗令，苗秀不荣，酷暑于秋，肃杀晚至，霜露不时。"异常气候变化影响相应脏腑气机，易发疾病甚至疫疠，《素问·本病论》曰："民病痎疟，骨热，心悸，惊骇，甚时血溢。"

不退位，是指上一年的司天之气太过，在下一年仍然司布政令。司天之气不退位，在泉之气也不能退居到右间。新一年的司天之气不能发挥作用，故在气候表现上，仍然是上一年司天之气行令的表现，影响相应脏腑气机，易发生疾病甚至疫疠。

《素问·刺法论》说："气过有余，复作布正，是名不退位也。使地气不得后化，新司天未可迁正，故复布化令如故也。"例如，巳亥之岁，应该厥阴风木司天，可是上一年的司天之气太阳寒水不退位，气候表现仍然是寒气流行，《素问·刺法论》说："辰戌之岁，天数有余，故太阳不退位也，寒行于上，凛水化布天。"可导致物化异常，与正常时令不相符合，《素问·本病论》说："春寒复作，冷雹乃降，二之气寒犹不去。"《素问·本病论》中说异常气候会影响人体，从而出现"痹厥、阴痿、失溺、腰膝皆痛，温疠晚发"的情况。

为便于理解，以戊戌年和巳亥年为例，绘制迁正和退位图示，见注图8。

2018 戊戌年 六气客气	六气	初之气	二之气	三之气	四之气	五之气	终之气
	客气	少阳相火	阳明燥金	太阳寒水	厥阴风木	少阴君火	太阴湿土
	间气	在泉左间	司天右间	司天之气	司天左间	在泉右间	在泉之气

退位　迁正

2019 己亥年 六气客气	六气	初之气	二之气	三之气	四之气	五之气	终之气
	客气	阳明燥金	太阳寒水	厥阴风木	少阴君火	太阴湿土	少阳相火
	间气	在泉左间	司天右间	司天之气	司天左间	在泉右间	在泉之气

注图 8　2018 戊戌年与 2019 己亥年退位迁正示意

　　"不迁正""不退位""升不前""降不下"等运气异常情况，会导致"刚柔二干，失守其位"，如《素问·刺法论》所论："刚柔失守，刚未正，柔孤而有亏，时序不令，即音律非从，如此三年，变大疫也。"此论在 2003 年的"非典"防治中已经证实与实践。顾植山教授对此有专门文章介绍，现列举如下。

　　2003 年（癸未年）发生肺性疫病——"非典"疫情，广东最早发现"非典"，在 2002 年 12 月（壬午年）开始发现"非典"疫情，北方大规模流行在 2003 年（癸未年），此次疫情正是由于 2000 年（庚辰年）出现"刚柔二干，失守其位"所致，如《素问遗篇·本病论》所言："假令庚辰阳年太过，如己卯天数有余者，虽交得庚辰年也，阳明犹尚治天……即天阳明而地太阴也，故地不奉天也……火胜热化，水复寒刑。此乙庚失守，其后三年化成金疫也，速至壬午，徐至癸未，金疫至也……"这里很明确地指出了"速至壬午，徐至癸未"，由此可见五运六气在疾病预测方面是很值得深入研究的。

第四节　客主加临

　　在天的客气和在地的主气，虽然上下有分，动静互异，但它们间的关系，仍然是非常密切的。每年轮转的客气，加在固定的主气之上，称为"客主加临"。客主两气结合起来，主要是为了观察主气的常序和分析客气的变化。客气加在主气之上，可以出现以下 3 种情况。

（1）顺——表示本年气候的变化不太大，对人体来说，发病轻而缓。

（2）逆——表示本年气候变化异常激烈，对人体来说，发病较重而急。

（3）同气——表示本年气候变化倍烈，对人体来说，发病也倍剧。

客主加临的气化顺逆，是依据客气和主气的五行属性的生克关系来判断的。如果客气相生或相克主气为顺；反之，如果主气相生或相克客气，则为逆；两者间的属性相同的则为同气。

但是，火有君相之分，《内经》说："君位臣则顺，臣位君则逆。"（《素问·六微旨大论》）就是君火在上（客气），相火在下（主气）是"君位臣"则属顺；反之，相火在上，君火在下，是为"臣位君"则属逆。（图14）

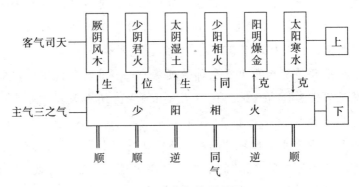

图14　客主加临顺逆图

从上图可以看出，客主加临的顺逆，有一个共同点，就是客气的力量胜过主气（上胜下）为顺；主气的力量胜过客气（下胜上）为逆。《素问·至真要大论》所说的"主胜逆，客胜从"就是指此而言。

如果客主间的五行属性相同，不出现生克关系，是为同气。

【评注】《素问·至真要大论》有云："主胜逆，客胜从。"客气加于主气之上，有顺、逆之别，凡客气胜（克）主气为顺，主气胜（克）客气为逆，如从、顺和之意。因为客行天令，运动不息，主守其位，待奉天命。主胜客，则违天命，使天命不行，故为逆。客胜主，则以上临下而政令乃布，故为从。

为便于理解学习，今据《素问·六元正纪大论》中各年气候特点与主病，绘制注表32。

注表32　各年气候特点与主病表

年份	初之气	二之气	三之气	四之气	五之气	终之气
主气	厥阴风木	少阴君火	少阳相火	太阴湿土	阳明燥金	太阳寒水
客气	太阳寒水	厥阴风木	少阴君火	太阴湿土	少阳相火	阳明燥金
子午之岁 少阴君火 （司天） 如2014	寒气切冽 霜雪水冰 关节禁固 腰痛瘽疡	风雨湿寒 雨生毛虫 淋气郁土 热令目赤	大暑炎光 热气时至 厥热心疼 寒热喘咳	大雨时行 寒热互作 黄疸蚵衄 嗌干吐饮	湿气乃至 万物至荣 暑湿伏邪 于春为虐	燥寒劲切 火尚恋毒 土壅咳喘 少腹寒中
客气	厥阴风木	少阴君火	太阴湿土	少阳相火	阳明燥金	太阳寒水
丑未之岁 太阴湿土 （司天） 如2015年	大气发荣 雨生毛虫 经络拘强 关节不利	天下疵疫 湿蒸用薄 瘟疫盛行 远近咸若	雷雨雷電 湿气时降 胸腹肿满 感寒湿气	火热湿腾 湿化下流 血热患虐 心腹肿胀	大凉霜早 降寒及体 皮肤寒燥 温气流行	大寒凝冽 冰雪不时 关节禁固 腰椎疼痛
客气	少阴君火	太阴湿土	少阳相火	阳明燥金	太阳寒水	厥阴风木
寅申之岁 少阳相火 （司天） 2016	热风伤人 时气流行 咳逆头疼 血崩胁满	时气火郁 风不胜湿 咳逆胸噎 昏愦脓疮	大暑炎亢 草萎河干 蚵衄咳逆 喉痹血溢	炎暑未去 风雨时行 身重中满 脾寒泄泻	阳去寒来 树木早凋 寒邪骨痿 头昏目赤	寒风飘扬 万物反生 关节不禁 心腹时痛
客气	太阴湿土	少阳相火	阳明燥金	太阳寒水	厥阴风木	少阴君火
卯酉之岁 阳明燥金 （司天） 如2017	阴凝气肃 水冰寒雨 热肿面肿 衄血眼赤	臣居君位 火热早行 疫疠大至 善以暴死	燥热交作 凉风发间 上逆下冷 疟痢心烦	杀气以肃 寒雨害物 心痛痈肿 寒疟便血	春令反行 雨生介虫 气和热行 面浮上壅	蛰虫出现 流水不冰 伏邪温毒 季春发疫
客气	少阳相火	阳明燥金	太阳寒水	厥阴风木	少阴君火	太阴湿士
辰戌之岁 太阳寒水 （司天） 如2018	气暖草萤 瘟疫大至 瘟疠身热 呕吐疮疡	大凉反至 火气遂抑 气郁中满 风肿头痛	寒热不时 热争冰雹 寒返热中 吐利不治	风雨摧拉 雨生倮虫 少气大热 血滞成痈	湿热而寒 热病时行 血热妄行 肺气壅盛	地气正湿 凝寒阴雪 凄惨孕死 脾湿肺壅
客气	阳明燥金	太阳寒水	厥阴风木	少阴君火	太阴湿士	少阳相火
巳亥之岁 厥阴风木 （司天） 如2019	寒气时肃 杀气乃至 右胁气滞 脾湿肺壅	寒雨时至 杀气焦草 热中气血 气不升降	风热大作 雨生羽虫 气虚耳鸣 掉眩出泪	热气反用 暴雨溥湿 心火受邪 黄疸跗肿	沉阴乃布 风雨乃行 肺风脾湿 寒气成疟	蛰虫出现 流水不冰 心肾相制 时行疫疠

为了方便大家学习，列出60年中运、司天、在泉之数、胜气、复气、药食所宜表（注表33）。

注表33　60年中运、司天、在泉之数、胜气、复气、药食所宜表

年岁				司天	中运	在泉	胜气	复气	药食所宜 司天	药食所宜 中运	药食所宜 在泉
甲子		甲午		少阴君火	土运太过	阳明燥金			咸寒	苦寒	酸热
乙丑		乙未		太阴湿土	金运不及	太阳寒水	热	寒	苦热	酸和	甘热
丙寅		丙申		少阳相火	水运太过	厥阴风木			咸寒	咸温	辛温
丁卯	岁会	丁酉		阳明燥金	木运不及	少阴君火	清	热	苦小温	辛和	咸寒
戊辰		戊戌		太阳寒水	火运太过	太阴湿土			苦温	甘和	甘温
己巳		己亥		厥阴风木	土运不及	少阳相火	风	清	辛凉	甘和	咸寒
庚午	同天符	庚子	同天符	少阴君火	金运太过	阳明燥金			咸寒	辛温	酸温
辛未	同岁会	辛丑	同岁会	太阴湿土	水运不及	太阳寒水	雨	风	苦热	苦和	苦热
壬申	同天符	壬寅	同天符	少阳相火	木运太过	厥阴风木			咸寒	酸和	辛凉
癸酉	同岁会	癸卯	同岁会	阳明燥金	火运不及	少阴君火	寒	雨	苦小温	咸温	咸寒
甲戌	岁会、同天符	甲辰	岁会同天符	太阳寒水	土运太过	太阴湿土			苦热	苦温	苦温
乙亥		乙巳		厥阴风木	金运不及	少阳相火	热	寒	辛凉	酸和	咸寒
丙子	岁会	丙午		少阴君火	水运太过	阳明燥金			咸寒	咸热	咸温
丁丑		丁未		太阴湿土	木运不及	太阳寒水	清	热	苦温	辛温	甘温
戊寅	天符	戊申	天符	少阳相火	火运太过	厥阴风木			咸寒	甘和	辛凉
己卯		己酉		阳明燥金	土运不及	少阴君火	风	清	苦小温	甘和	咸寒
庚辰		庚戌		太阳寒水	金运太过	太阴湿土			苦热	辛温	甘热

年岁			司天	中运	在泉	胜气	复气	药食所宜		
								司天	中运	在泉
辛巳		辛亥		厥阴风木	水运不及	少阳相火	雨	风	辛凉	苦和	咸寒
壬午		壬子		少阴君火	木运太过	阳明燥金			咸寒	酸凉	酸温
癸未		癸丑		太阴湿土	火运不及	太阳寒水	寒	雨	苦温	咸温	甘热
甲申		甲寅		少阳相火	土运太过	厥阴风木			咸寒	咸和	辛凉
乙酉	太乙天符	乙卯	天符	阳明燥金	金运不及	少阴君火	热	寒	苦小温	苦和	咸寒
丙戌	天符	丙辰	天符	太阳寒水	水运太过	太阴湿土			苦热	咸温	甘热
丁亥	天符	丁巳	天符	厥阴风木	木运不及	少阳相火	清	热	辛凉	辛和	咸寒
戊子	天符	戊午	太乙天符	少阴君火	火运太过	阳明燥金			咸寒	甘寒	酸温
己丑	太乙天符	己未	太乙天符	太阴湿土	土运不及	太阳寒水	风	清	苦热	甘和	甘热
庚寅		庚申		少阳相火	金运太过	厥阴风木			咸寒	辛温	辛凉
辛卯		辛酉		阳明燥金	水运不及	少阴君火	雨	风	苦小温	苦和	咸寒
壬辰		壬戌		太阳寒水	木运太过	太阴湿土			苦温	酸和	甘温
癸巳	同岁会	癸亥	同岁会	厥阴风木	火运不及	少阳相火	寒	雨	辛凉	咸和	咸寒

第五节　南北政

南北政之说，源出《素问·至真要大论》，曰："阴之所在寸口何如？岐伯曰：视岁南北，可知之矣……北政之岁，少阴在泉，则寸口不应……南政之岁，少阴司天，则寸口不应……"

所谓南北政，就是根据运气的司天在泉来推论诊切少阴脉的方法。因为，阴阳之道，阴气沉而阳气浮，所以人体的少阴脉也可受到岁化气运的影响，表现为寸口脉沉细，不易在医生的指下察知（"寸口不应"），从而有南北政的脉法。

一、什么是南政北政

关于南北政古来有多种解释。主要的如张景岳说："南北政者，五运以土为尊，居中央而统于金木水火，故十干以甲己年土运为君象，主南面行令而为南政。其余乙庚丙辛丁壬戊癸八年为臣象，皆北面受令而为北政。"（《类经图翼·南北政图》）

还有一种，是清代陆筦泉提出的。就是南北政的区分，要按日光在黄道纬度南北位次的移易所在而确定之。南政就是黄道南纬，起于寿星辰宫，一直到娵訾亥宫，因而岁支的亥子丑寅卯辰六年都属于南政。北政是黄道北纬，起于降娄戌宫，一直到鹑尾巳宫，因而岁支的巳午未申酉戌六年都属于北政（图15）。

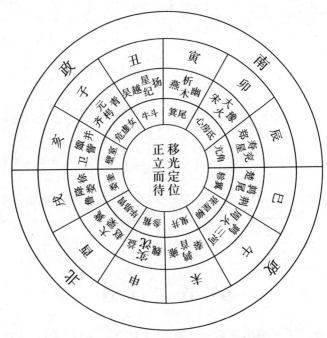

图15　南北政分宫次星土图

"黄道"是个天文名词。我国古时把周天分为365.25度，太阳每天在恒星间自西向东移行一度，一年一周天，这叫太阳的"周年视运动"。太阳周年视运动的路径叫"黄道"。这是因为古人把太阳周年视运动的轨迹在天象图上染成了黄色，所以名为"黄道"。并把黄道分为十二段，叫做十二次（宫），每月太阳移行一"次"。这十二次也就是元枵、星纪等十二宫。

南北政的其他各种解释，陆筦泉都作了评议："运气篇中，南北政乃要领也。注家皆谓甲己岁为南政，面南；余岁为北政，面北。其说出于托名张南阳之《伤寒钤法》，自王太仆（王冰）以来，竟无有异议者。马玄台更谓南政皆行土运，北政皆行泉运，惟北政辰戌不行太阴泉运，以臣不敢行君之令，故行金运，用土之子说，又变本而加厉焉（任意创说，更显然与经文所载上中下三化相悖）。张景岳曰：南北之义，说者皆以甲己属土，为五行之尊，故曰南政，似属牵强。因证以甲己为符头之说，仍是申明尊土，使土运果尊，如己卯、己酉，运生天气，安得云以下生上为'小逆'乎？即以五方之政言之，北政为静，南政为明，中央政为谧，今称中央之政为南，移南方之政为北，未见所据。且甲子一周，君亲治仅十二年，臣代治乃四十八年，有是政体乎？谓南政南面行令，北政北面受令，是北政又总属南政矣，岂别有所受乎！……若张隐庵以戊癸为南政，余为北政，虽变成局，究未离宗。至张仲岩分甲子等阳年为南政，乙丑等阴年为北政；单月为南政，双月为北政；奇日为南政，偶日为北政；阳时为南政，阴时为北政。信口滑溜，不值一哢。他如胡尔通就地之方位分南北，以面南而位北者为南政，面北而位南者为北政。于经文并未融贯，辄引孔圣知我罪我之言，斯又适形其妄诞耳！……所谓南北，即岁阴在光道左行，人面南面北，于所见命其位之南北……移光定位，正立而待之，经言于日光之所移，而待其至，则纪岁纪步之位悉定。由岐伯之言释之，已隐分出岁政之南北矣。"（《五运六气·注解》）任应秋认为陆氏之说较他说为胜，于《内经》本义亦很合适，故录之以供参考。

子丑寅卯等为天体的十二宫，所谓"移光定位"，就是由日光移易所在之处，南北政的位次便随之而定。如日光在亥子丑寅卯辰的任何一宫，均为南政。在巳午未申酉戌的任何一宫，均为北政。人随日光之所在而面南面北，即可命其政为南为北：这就是所谓"正立而待"的意义。所谓"政"是指司天、在泉居于南纬或北纬的主令，也就是"当政"之义。

【评注】"南北政"是运气学说中一个重要的内容，也是一个争议颇多的领域。"南北政"用以归类六十年中的各个年份，哪些年份属南政之年，哪些年份属北政之年。但如何推算南北政的有关年份在中医学中一直没有统一认识，众说纷纭。现列举几种典型的观点并加以说明。

（一）甲己土运为南政外，其他均为北政的观点。

持这种观点的医家阵营很是强大。王冰、张介宾、马莳、刘温舒、汪机等皆主此说。

王冰始在注解《素问》里说："木火金水运，面北受气""土运之岁，面南行令"。

张介宾说："甲己二岁为南政，乙庚、丙辛、丁壬、戊癸八年为北政……一曰：五运以土为尊，故惟甲己土运为南政，其他皆北政也。"（《类经·卷二十三》）。

马莳在注解《素问》里说："盖五运以甲己土运为尊，六气以少阴君火为尊，故以甲己土运为南政，乃面南而行令，与君主同；其余四运为北政，则面北而受令，与臣子同。"

刘温舒在《素问运气论奥·论南北政》和汪机在《运气易览·论南北政》都是同样的说法："运用十干起，则君火不当其运也。六气以君火为尊，五运以湿土为尊，故甲己土运为南政。盖土以成数，贯金木水火，位居中央，君尊南面而行令，余四位以臣事之，北面而受令，所以有别也。"

这一阵营的各位医家他们言语表达不同，但是中心点都是一样的：以土为尊，土运为南政。但是仔细思考一下，似乎也没有什么道理，甚至在《内经》中从未有"土运为南政"的任何表述。说服人的理由似显不足，正如张介宾在《类经图翼·推原南北政说》中也说："愚按南北政之义，诸说皆以甲己属土，为五行之尊，故曰南政，似属牵强。"

黄元御对此一说的言语就更加直白，毫不客气了，他在《素问悬解》中说："南政北政，经无明训，

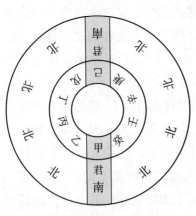

注图9　甲己南政思想示意图

旧注荒唐，以甲己为南政，其余八干为北政。天地之气，南北平分，何其北政之多而南政之少也。此真无稽之谈矣。"吴谦在《医宗金鉴》里也说："熟玩经文，总令人难解，姑存经义，似待后之贤者参详可也。"所以此土运南政的说法的确很牵强。

（二）戊癸火运为南政，甲己、乙庚、丙辛、丁壬化运的为北政。

持此观点的阵营以清代医家张志聪为代表。张志聪在《黄帝内经素问集注》中说："圣人南面而立，前曰广明，后曰太冲，太冲之地，名曰少阴，少阴之上，名曰太阳。盖太冲，坎位也，广明，离位也，少阴主天一之坎水，而上为太阳之离火，是以北政之岁，随三阴而在坎，南政之岁，从三阳而在离，故有应不应之分焉。所谓南北者，阴

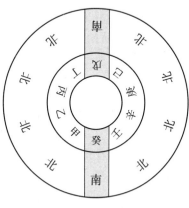

注图10　戊癸南政思想示意图

阳也。五运之中，戊癸化火，以戊癸午为南政，甲乙丙丁己庚辛壬为北政。"

我们先来看看张志聪引用的"圣人南面而立，前曰广明……"这段话在《素问·阴阳离合论篇》原文是如何说的："圣人南面而立，前曰广明，后曰太冲，太冲之地，名曰少阴，少阴之上，名曰太阳，太阳根起于至阴，结于命门，名曰阴中之阳。中身而上，名曰广明，广明之下，名曰太阴，太阴之前，名曰阳明，阳明根起于厉兑，名曰阴中之阳。厥阴之表，名曰少阳，少阳根起于窍阴，名曰阴中之少阳。是故三之离合

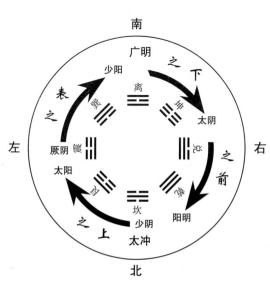

注图11　三阴三阳开阖枢动态图

也，太阳为开，阳明为阖，少阳为枢。三经者，不得相失也，搏而勿浮，命曰一阳。"

从《内经》原文可以得出注图11（注：此图根据顾植山老师的三阴三阳开阖枢示意图，并加入了后天八卦修改而成）。

张志聪对《内经》中关于三阴三阳所属方位的理解上或许出现了偏差，他理解的广明离位为太阳，便说这里为南政，此外为了坐实南政的观点，张志聪又加入了戊癸化火为南政的思维，他也说："所谓南北者，阴阳也。"难道只有火运在阴阳中属于阳的吗？此说法理由也不是那么充分。

（三）黄道南纬为南政，黄道北纬为北政

清代陆儋辰（字笠泉）在其撰写的《运气辩》中提出黄道南纬为南政，黄道北纬为北政的说法。就是南北政的区分，要按日光在黄道纬度南北位次的移易所在而确定之。南政就是黄道南纬，起于寿星辰宫，一直到娵訾亥宫，因而岁支的亥子丑寅卯辰六年都属于南政（参见图15）。北政是黄道北纬，起于降娄戌宫，一直到鹑尾巳宫，因而岁支的巳午未申酉戌六年都属于北政。

任应秋先生编写的《五运六气》一书中，也是主张此说法。

先来看看黄道的概念：从地球上看，太阳慢慢在星空背景上移动，一年正好移动一圈，回到原位，太阳如此"走"过的路线就叫"黄道"，见注图12。

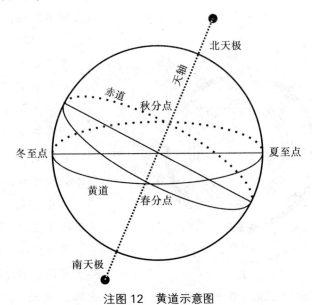

注图12　黄道示意图

注：由于岁星绕太阳公转一周大约等于十二年（实际是11.86年），因此把岁星运行的轨道划分为"十二次"，又叫黄道十二宫（木星的行宫），各取一个名称，自左至右十二次的名称如下（注表34）。

注表34　十二地支与十二次相应表

地支	子	丑	寅	卯	辰	巳
十二次名称	玄枵	星纪	析木	大火	寿星	鹑尾
地支	午	未	申	酉	戌	亥
十二次名称	鹑火	鹑首	实沈	大梁	降娄	诹訾（娵訾）

这种使用黄道划分说法，主要依据所谓"移光定位"，即由日光之移易所在，南北位次便随之而定。《素问·生气通天论》云："天运当以日光明"，正属此义。如日光在亥、子、丑、寅、卯、辰任何一宫，均为南政。在巳、午、未、申、酉、戌任何一宫，均为北政。人随日光之所在，而面南面北，即可命其政为南为北，即所谓"正立而待也"。如前所引《素问·六微旨大论》所谓"南面而待之"，及《素问·五运行大论》所谓"面北而命其位，言其见也"，都是同一道理。所谓"政"，即指司天、在泉居于南纬，或居于北纬的主令。所以《素问·六元正纪大论》叙述三阴三阳的司天主事，一则曰"三之气，天布政"，再则曰"司天之政"，再则曰"其政肃、其政切"，无一不为主令之义。

然而，南北政的运用，据《内经》所云，惟用于诊切寸口脉。那么，南北政的划分似乎应当与脉理有所关联，陆笠泉提出的黄道南纬为南政，黄道北纬为北政的说法，也是没有离开"面南面北"为南北政划分的依据，引用的《内经》原文依旧是"南面而待之""面北而命其位，言其见也"等等，依旧没有脱离"面南面北"的迷局。无法使人把南北政与诊切寸口脉进行联系起来。论述理由依旧不是那么让人信服。

（四）卯酉线区分南北政

黄元御为卯酉线区分南北政的代表人物。

黄元御在《素问悬解》中说："南政北政，经无明训，旧注荒唐，以甲己为南政，其余八干为北政。天地之气，南北平分，何其北政之多而南政之少也。此真无稽之谈矣。以理推之，一日之中，天气昼南而夜北，是一日之南北政也。一岁之中，天气夏南而冬北，是一岁之南北政也。天气十二年一周，则三年在北，亥、子、丑。三年在东，寅、卯、辰。三年在南，巳、午、未。三年在西，申、酉、戌。在北则南面而布北方之政，是谓北政，天气自北而南升，故尺主在泉而寸主司天，在南则北面而布南方之政，是谓南政，天气自南而北降，故寸主在泉而尺主司天。六气以少阴为君，尺主在泉，故少阴在泉则寸不应，寸主司天，故少阴司天则尺不应，寸主在泉，故少阴司天则寸不应，尺主司天，故少阴在泉则尺不应。此南政北政之义也。天气在东，亦自东而西行，天气在西，亦自西而东行，不曰东西政者，以纯阴在九泉之下，其位为北，纯阳在九天之上，其位为南，故六气司天则在南，六气在泉则居北。司天在泉，可以言政，东西者，南北之间气，非天地之正位，不可以言政也。则自卯而后，天气渐南，总以南政统之，自酉而后，天气渐北，总以北政统之矣。"

（五）其他医家观点

除了以上医家的观点以外，还有以岁运太过为南政，岁运不及为北政之说；还有十二支化气的正化对化分南北政观点；还有以一天南政一天北政的观点等等，这些观点大都更加没有可以让人信服的理由，甚至说是荒诞不经的，在此就不再赘述。

（六）整理者观点

在研读各家观点基础上，我们提出自己的观点，以供读者参考。

1.先来看看"视岁南北"中"岁"的问题

岁的意思：《说文解字》木星也。五星，水曰辰星，金曰太白，火曰荧惑，木曰岁星，土曰镇星。木星运转十二年一循环。

《易·系辞》：寒暑相推而岁成。

《书·洪范》：五纪，一曰岁。

《传》：所以纪四时，如岁兼四时。又星名。

《尔雅·释天》：唐虞曰载，夏曰岁，商曰祀，周曰年。

《郭注》：岁，取岁星行一次也。

《疏》：按《律历志》分二十八宿为十二次，岁星十二岁而周天，是年行一次也。

从木星（岁星）绕太阳公转一周大约等于十二年（实际是11.86 年），因此把岁星运行的轨道划分为"十二次"，或许我们可以这样思考，"岁"的概念与十二地支关联最大。

在这里也提一句"南北政"的政，《素问·至真要大论》前一篇《素问·六元正纪大论》中多次提及"天政布"一词，"天政布"的意思为司天之气施政。"政"，应为三阴三阳三之气天政布的政。三阴三阳的司天之气从哪里来，乃十二地支化气而来。见注表35。

注表35　十二地支化气与阴阳对应表

年支	司　天	在　泉
子 午	少阴君火——二阴	阳明燥金——二阳
丑 未	太阴湿土——三阴	太阳寒水——三阳
寅 申	少阳相火——一阳	厥阴风木——一阴
卯 酉	阳明燥金——二阳	少阴君火——二阴
辰 戌	太阳寒水——三阳	太阴湿土——三阴
巳 亥	厥阴风木——一阴	少阳相火——一阳

2. 南北起始点的问题

首先重申一点：南北政的运用，据《内经》所云，惟用于诊切寸口脉。那么我们是否应在南北政与诊切寸口脉的方面着手呢？提高脉象方面的认识，再来看南北政的问题是否可行呢？

我们先来看看《内经》中的几段话：

《素问·脉要精微论》："黄帝问曰：诊法何如？岐伯对曰：诊法常以平旦，阴气未动，阳气未散，饮食未进，经脉未盛，络脉调匀，气血未乱，故乃可诊有过之脉。"

《素问·生气通天论》曰："故阳气者，一日而主外，平旦人气生，日中而阳气隆，日西而阳气已虚，气门乃闭。"

《素问·金匮真言论》说："阴中有阴，阳中有阳。平旦至日中，天之阳，阳中之阳也；日中至黄昏，天之阳，阳中之阴也；合夜至鸡鸣，天之阴，阴中之阴也；鸡鸣至平旦，天之阴，阴中之阳也。故人亦应之。"

从上文可以看出一个重要的时间节点：平旦。况且《素问·六元正纪大论》有云："夫六气者，行有次，止有位，故常以正月朔日平旦视之……"可见：六气的运行，都有一定的次序，一定的方位，一定的时间，看它的气位所在，这里的时间点还是"平旦"。可见，平旦对于诊切寸口脉应当有着非常大的意义。

注表36　十二地支与对应节气、农历月份、时间一览表

十二地支	子	丑	寅	卯	辰	巳	午	未	申	酉	戌	亥
农历月份	11	12	1	2	3	4	5	6	7	8	9	10
节气	大雪 冬至	小寒 大寒	立春 雨水	惊蛰 春分	清明 谷雨	立夏 小满	芒种 夏至	小暑 大暑	立秋 处暑	白露 秋分	寒露 霜降	立冬 小雪
一天所在时间	23:00 至 01:00	01:00 至 03:00	03:00 至 05:00	05:00 至 07:00	07:00 至 09:00	09:00 至 11:00	11:00 至 13:00	13:00 至 15:00	15:00 至 17:00	17:00 至 19:00	19:00 至 21:00	21:00 至 23:00
古时时段	夜半	鸡鸣	平旦	日出	食时	隅中	日平	日昳	晡时	日入	黄昏	人定

是否可以运用如下观点：以平旦所属的时间（寅，应于立春节气）开始划分，南政是岁支为寅卯辰巳午未，北政是岁支为申酉戌亥子丑。

理由如下：

首先，古人根据天色把夜半以后分为鸡鸣、昧旦、平旦三阶段；昧旦指天将亮而未亮的时间，平旦指天亮的时间。

《孟子·告子上》："其日夜之所息，平旦之气，其好恶与人相近也者几希。"

用现代的话来说，平旦就是太阳处于准备露出地平线的前一刻，天空似亮非亮，那一刻的天光也是黑夜告别黎明的最后时刻。所以古时汉代刘向《新序·杂事四》写道："君昧爽而栉冠，平旦而听朝。"南朝宋鲍照《代放歌行》："鸡鸣洛城里，禁门平旦开。"唐代白居易《郡亭》诗："平旦起视事，亭午卧掩关。"这里看得出皇城禁门、上朝、论事等等都是选在了平旦之时。可见平旦在一天之中的重要性。

更加重要的是《素问·脉要精微论》云："诊法常以平旦，阴气未动，阳气未散……故乃可诊有过之脉。"《医宗金鉴·四诊心法要诀下》："凡诊病脉，平旦为准，虚静宁神，调息细审。"说明平旦之时阴阳和顺、气血和畅、脏腑调和，应于人体则脉象随之和而柔，为诊脉的最佳时间。

从注表36可以看出，平旦时应于地支为寅。应于节气为立春

之时。冬至在子，大寒在丑，立春在寅。我们知道冬至，天阳动；大寒，地阳动；立春，人阳动。立春之时人阳始动，气血开始逐渐充盈，故从寅开始划分较为妥当，为何又终于未呢？日昳意思为太阳偏西，日昳时应于地支为未，应于节气为立秋之时，《素问·生气通天论》曰："故阳气者，一日而主外，平旦人气生，日中而阳气隆，日西而阳气已虚，气门乃闭。"可见日昳已经属于"日西而阳气已虚，气门乃闭"，见注图13。

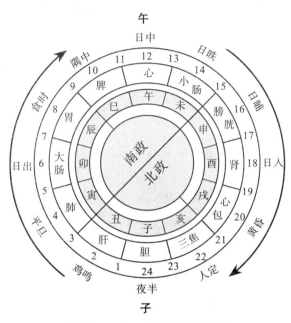

注图13　十二地支对应时间图

其次，自然界的阴阳盛衰变化，可以影响血脉的运行，故《素问·八正神明论》说："天温日明，则人血淖液而卫气浮，故血易泻，气易行；天寒日阴，则人血凝泣而卫气沉。月始生，则血气始精，卫气始行；月郭满，则血气实，肌肉坚；月郭空，则肌肉减，经络虚，卫气去，形独居。是以因天时而调血气也。"

《素问·脉要精微论》曰："夫脉者，血之府也。长则气治，短则气病，数则烦心，大则病进，上盛则气高，下盛则气胀，代则气衰，细则气少，涩则心痛，浑浑革至如涌泉。病进而色弊，绵绵其去如弦绝，死。"

由此可见脉为血之府，但是我们也都知道，气才是血之帅，从子午流注理论来看，寅时为肺经当令时段，肺主气，肺朝百脉。

可见从寅开始划分还是可以说得通的，见注图14。

第三，寅应立春，到未应立秋。其中的立，《月令七十二候集》说："立，建始也。"也就是开始的意思。从春之始到秋之始即寅卯辰巳午未为阳，其余申酉戌亥子丑为阴。

第四，从五运六气里面的一个重要理论"七损八益"角度来看，也是从春之始到秋之始较为妥当。

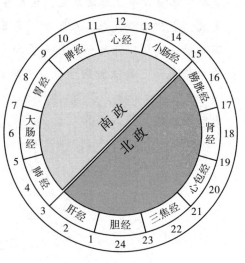

注图14　子午流注图

综上所述，加上历代医家的观点，认为：南政者，为阳为上也；北政者，为阴为下也。无论是从平旦引申出来的立春、寅，还是子午流注肺经当令时段等等，可以推论出，南政是岁支为寅卯辰巳午未的年份，北政是岁支为申酉戌亥子丑的年份。见注图15。

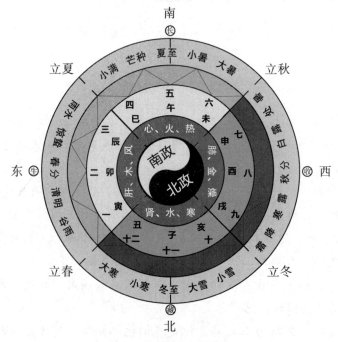

注图15　南北政示意图

二、南北政诊切少阴脉

据《内经》说:"北政之岁,少阴在泉,则寸口不应;厥阴在泉,则右不应;太阴在泉,则左不应。南政之岁,少阴司天,则寸口不应;厥阴司天,则右不应;太阴司天,则左不应。诸不应者,反其诊则见矣。""帝曰:尺候何如?岐伯曰:北政之岁,三阴在下,则寸不应;三阴在上,则尺不应。南政之岁,三阴在天,则寸不应;三阴在泉,则尺不应,左右同。"(《素问·至真要大论》)

这里所说的"在上""在天",均指司天。"在下""在泉",均指在泉。

南政为阳为上,北政为阴为下。所以南政之年,司天应寸,在泉应尺。北政之年,司天应尺,在泉应寸。所说的"不应",指脉沉细而伏,不应于指的意思。

南政之年,人气面南而受岁化,故寸部向南,尺部在北。因此,南政之年三阴司天之时,人之寸脉沉细难得;三阴在泉时,人之尺脉沉细难得。这因南政之岁,寸主司天,尺主在泉。例如,子年,少阴司天,则两寸之脉沉细而伏;亥年为厥阴司天,右寸之脉沉细而伏;丑年是太阴司天,则左寸之脉沉细而伏。

南政之岁,如果是三阴在下(在泉),少阴在泉则两尺之脉沉细而伏;厥阴在泉,则右尺之脉沉细而伏;太阴在泉,则左尺之脉沉细而伏。

以上,是指少阴脉在南政应于寸尺而言。

北政之年,则人气面北而受岁化,故尺部在南,寸部在北。因此,北政之年,三阴司天时则人之尺脉沉细难得。三阴在泉时,则人之寸脉沉细难得。这因北政之岁,尺主司天,寸主在泉之故。例如,酉年为少阴在泉,两寸之脉沉细而伏;申年为厥阴在泉,则右寸之脉沉细而伏;戌年为太阴在泉,则左寸之脉沉细而伏。

北政之岁,如果是三阴在上(司天),例如少阴司天,则两尺之脉沉细而伏;厥阴司天,则右尺之脉沉细而伏;太阴司天,则左尺之脉沉细而伏。以上是指少阴脉在北政应于寸尺而言。为什么在南北政中,三阴脉的变化,少阴应于两寸(尺),而厥阴应于右(寸尺),太阴应于左(寸、尺)呢?这因为司天在泉的三阴次序是:一厥阴、二少阴、三太阴。是少阴居中,厥阴居少阴之右,太阴处于少阴之左。居中者应于两寸两尺，右则应于右，左则应于左。

为什么少阴之脉，会受南北政司天在泉的影响？张景岳说："夫三阴三阳者，天地之气也。如《素问·太阴阳明论》曰：阳者天气也，主外；阴者地气也，主内。故阳道实，阴道虚。此阴阳虚实自然之道也。第以日月证之，则日为阳，其气常盈；月为阴，其光常缺。是以潮汐之盛衰，亦随月而有消长，此阴道当然之义，为可知矣。人之经脉，即天地之潮汐也，故三阳所在，其脉无不应者，气之盈也。三阴所在，其脉有不应者，以阴气有不及，气之虚也。然三阴之列，又惟少阴独居乎中，此又阴中之阴也，所以少阴所在不应，盖亦应天地之虚耳。"（《类经·运气第五》）

这段话的意义是说，人的脉象是与自然界阴阳之气变化规律相应的反映。所以南北政不应之脉，既不是病脉，更不是死脉，而是一种人与岁运气化相应的正常脉。如果不明此理，便有将寸尺不应之脉，断为病脉或死脉之误。

古代曾经有过这样的例子：沧洲吕复，曾诊治一人犯海风，吐血一升，诊视之下，左尺之脉不应，诸医皆束手，以为肾绝。吕复说：这是南北政岁气应和之脉，无须恐惧。遂用加减小柴胡汤，后以承气汤下之而愈。（《运气论奥谚解·南北政图》）

第四章　运气相临

五运与六气是紧密结合而不可分割的两个部分，五运与六气的结合称为"运气相临"。它们配合天干地支，在阴阳五行学说的指引下，根据运气相临的生克顺逆情况，用以推测运与气的盛衰及相互制约的关系，就可进一步表明气候的复杂变化，以及影响人体的发病情况。

第一节　顺逆

运气相临的顺逆，是根据五运六气的五行属性间的生克关系来说明的，有以下5种情况。

（1）顺化——气生运。如甲子年，客气司天的君火生土运。

（2）天刑——气克运。如庚子年，客气司天的君火克金运。

（3）小逆——运生气。如壬子年，客气司天的君火受生于木运。

（4）不和——运克气。如丙子年，水运克

司天之气的君火。

（5）天符——运气相符。如戊子年，运与气均为火。

在六十年甲子一周中，顺化、不和、天符、天刑、小逆各占十二年（图16）

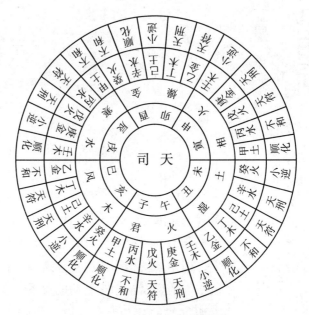

图16　六十年运气相临顺逆图

例如，戊戌年，天干的戊属火运，地支的为戌为太阳寒水司天，水克火，即客气克中运，所以这一年是天刑年。司天位于上，中运位于司天之下，司天之水刑克下运之火，故称"天刑"，刑是刑克的意思。

气象的变化，以六气为主，司天之位尊，运之气卑，如果运之气向上克司天时，其势不足，只能称为"不和"，如丙子、丙午年皆为"不和"之年。

六气在上，五运在下，气生运则母上子下，其位为顺，故称"顺化"。

如果运生气，则母在下而子在上，其位为逆，故称"小逆"。

司天与中运的五行属性相同，称作"天符"。

以上顺化、不和、小逆、天刑、天符等5种岁气中有善恶之分。顺化、天符是"善"的岁气；不和、天刑是"恶"的岁气；小逆是"中"的岁气。善者为顺，恶者为逆，中者就是平气。

第二节　同化

五运六气在六十年的变化中，除互为生克，互有制约外，还有二十多年的"同化"关系发生。《内经》："愿闻同化何如？岐伯曰：风温春化同；热曛昏（与"瞀"字通用，强也）火夏化同；胜与复同；燥清烟露秋化同；云雨昏瞑埃长夏化同，寒气霜雪冰冬化同。此天地五运六气之化，更用盛衰之常也。"（《素问·六元正纪大论》）

所谓同化，就是运与气因于同类而化洽的意思。如，木同风化，火同暑化，土同湿化，金同燥化，水同寒化等。但是，还有太过不及、同天（司天）化、同地（在泉）化的不同情况。

所以《六元正纪大论》又说："太过而同天化者三，不及而同天化者亦三；太过而同地化者三，不及而同地化者亦三，凡此二十四岁也。"这是说五运同司天之化的，其太过不及各有3个类型；五运同在泉之化的，其太过不及也各有3个类型。分述于下。

一、天符

《素问·天元纪大论》说："应天为天符。"所谓"应天"，是指中运的属性与司天相应，两相符合，故称"天符"。《内经》曰："帝曰：土运之岁，上见太阴；火运之岁，上见少阳、少阴；金运之岁，上见阳明；木运之岁，上见厥阴；水运之岁，上见太阳，奈何？岐伯曰：天之会也，故《天元玉册》曰天符。"（《六微旨大论》）

"戊子、戊午太徵，上临少阴；戊寅、戊申太徵，上临少阳；丙辰、丙戌太羽，上临太阳，如是者三。丁巳、丁亥少角，上临厥阴；乙卯、乙酉少商，上临阳明；己丑、己未少宫，上临太阴，如是者三。"（《素问·六元正纪大论》）

以上所说的"上见"或"上临"的"上"，都是指的"司天"。"土运之岁，上见太阴"，己丑、己未年也，己为阴土，故云"少宫"，丑未为太阴湿土司天，大运的己土与司天的丑未湿土相合，是为"天符"，余可仿此类推。

在一周六十年中，逢天符年共有十二年（表15）。

表15 天符表

年号		大 运	司天
戊	子午	火（太徵）	少阴君火
	寅申		少阳相火
丙	辰戌	水（太羽）	太阳寒水
丁	巳亥	木（少角）	厥阴风木
乙	卯酉	金（少商）	阳明燥金
己	丑未	土（少宫）	太阳湿土

【评注】例如2006年为丙戌年，岁运水运太过，司天为太阳寒水。岁运的属性与司天相应，两相符合。

注表37 2006年（丙戌）岁运、司天、在泉一览表

年份	天干	地支
2006	丙	戌
岁运	司天	太阳寒水
水运太过	在泉	太阴湿土

二、岁会

《内经》言："木运临卯，火运临午，土运临四季、金运临酉，水运临子，所谓岁会，气之平也。"（《素问·六微旨大论》）凡岁运与年支相合，同时又得五方之正位，便称为"岁会"。

如丁卯年，丁为木运，卯在东方属木，是为"木运临卯"。戊午年，戊为火运，午在南方属火，是为"火运临午"。

甲辰、甲戌、己丑、己未四年，甲己均为土运，而辰戌丑未分布在四季之末，辰为季春、戌为季秋，丑为季冬，未为季夏，同属于土，是为"土运临四季"。

乙酉年，乙为金运，酉在西方属金，是为"金运临酉"。

丙子年，丙为水运，子为北方属水，是为"水运临子"。

凡此八年，都是本运临于本气，本气上承本运，即《天元纪大论》所谓"承岁为岁值"，"值"是遇会的意思，所以叫做"岁会"。

子午为经，卯酉为纬，在一年四季中，子居正北方而为仲冬；午

居正南方而为仲夏；卯居正东方而为仲春；酉居正西方而为仲秋。东西南北经纬相对，是为正四支（见图16）。丁卯、戊午、乙酉、丙子四年是正四支与运相合之年，所以又把这四年称作"四直承岁"。

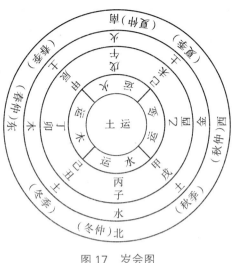

图17　岁会图

还有壬寅皆为木，庚申皆为金，癸巳皆为火，辛亥皆为水，这四年也是岁运与年支相合的，为什么不作"岁会"呢？这因寅申巳亥四支，不是处于四方的正位的缘故，因此，有把它们称作"类岁会"的，以其似岁会而实际不是岁会，故名之为"类"。

在一周六十年中，逢天符年共有八年（见图17）。

【评注】岁会必须满足"凡岁运与年支相合，同时又得五方之正位"，这里的正位指的是：木运临卯，火运临午，金运临酉，水运临子，土运临辰戌丑未四隅，例如1996年为丙子年，岁运为水运太过，子的地支五行为正位属水。

注表38　1996年（丙子）干支、岁运、司天、在泉一览表

年份	天干	地支
1996	丙	子（五行为水）

岁运	司天	少阴君火
水运太过	在泉	阳明燥金

三、太乙天符

既是天符，又逢岁会之年，称作"太乙天符"。《素问·六微旨大论》说："天符岁会何如？岐伯曰：太乙天符之会也"，就是指此而言。

司天之气与中运、岁支三者都会合在同一年中，所以又称之为"三合为治"（《素问·天元纪大论》）。

在一周六十年中，逢太乙天符的有四年（表16）。

表16 太乙天符表

年号	大运	司天	年支
己丑 己未	土	太阴湿土	土
乙酉	金	阳明燥金	金
戊午	火	少阴君火	火

【评注】例如，2005 年为乙酉年，岁运为金运不及，酉的地支五行属金，司天之气为阳明燥金，三金会合。岁运与司天相合则为天符，岁运与正位年支属性相合为岁会。所以乙酉年为太乙天符。

注表39 2005 年（乙酉）干支、岁运、司天、在泉一览表

年份	天干	地支
2005	乙	酉（五行属金）
岁运	司天	阳明燥金
金运不及	在泉	少阴君火

四、同天符

凡岁运（年干）与年支均属太过（阳干、阳支），同时岁运的属性与在泉之气的属性相同的，名为"同天符"。司天之气与大运之气相符的叫"天符"，这里是大运与在泉之气相符，所以叫同天符，以表示与天符之有别。

《内经》言："太过而同地化者三……甲辰、甲戌、太宫，下加太阴；壬寅、壬申太角，下加厥阴；庚子、庚午太商，下加阳明，如是者三……加者何谓？曰：太过而加同天符。"（《素问·六元正纪大论》）

甲土、壬木、庚金都是太过的阳干，所以分别称为太宫、太角、太商。所谓"下加"，即以在上的中运加于在下的在泉之气。因为运与气的上下关系是：司天在上，中运在中，在泉在下，中运对在泉故称"下加"。

在一周六十年中，逢同天符的共有六年（表17）。

表 17　同天符表

年号（阳干　阳支）	岁运	在泉
甲辰 甲戌	土	太阴湿土
庚子 庚午	金	阳明燥金
壬寅 壬申	木	厥阴风木

【评注】例如，1964 年为甲辰年，岁运为土运太过，在泉为太阴湿土。

注表 40　1964 年（甲辰）干支、岁运、司天、在泉一览表

年份	天干	地支
1964	甲	辰
岁运	司天	太阳寒水
土运太过	在泉	太阴湿土

五、同岁会

凡岁运和年支均属不及（阴干、阴支），同时岁运的属性又与在泉的属性相同的，即为"同岁会"。《素问·六元正纪大论》："不及而加同岁会"，就是指此而言的。

在一周六十年中逢同岁会的共有六年（表18）。

表 18　同岁会表

年号（均属阴）	岁运	在泉
辛未 辛丑	水	太阳寒水
癸卯 癸酉	火	少阴君火
癸巳 癸亥	火	少阳相火

【评注】例如，1983年为癸亥年，岁运为火运不及，在泉为少阳相火。

注表41　1983年（癸亥）干支、岁运、司天、在泉一览表

年份	天干	地支
1983	癸	亥
岁运	司天	厥阴风木
火运不及	在泉	少阳相火

以上天符、岁会等同化之年，总的说来，是用以区别运气相合的不同年份，以便进一步分析气候的常变。

在六十年中，共有天符十二年，岁会八年，太乙天符四年，同天符、同岁会各六年，共计三十六。但是太乙天符有四年（己丑、己未、戊午、乙酉），各与天符、岁会重复。还有同天符二年（甲辰、甲戌）与岁会重复。除了重复的十年，实际只有二十六年。

兹将此五种气运同化的基本精神，简要归纳示意如下。

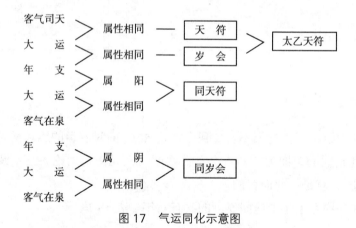

图17　气运同化示意图

运与气的同化，并不等于是"平气"。相反，正因其同化之气的纯一，所以尤须防其亢害为灾。《内经》把天符作为"执法"，岁会为"行令"，太乙天符为"贵人"。并说："中执法者，其病速而危；中行令者，其病徐而迟；中贵人者，其病暴而死。"（《素问·六微旨大论》）

执法，形容天符之气在上，法执于上的意思。行令，形容岁会之气在下，下面奉令执行而已。贵人，形容太乙天符之气盈于上下，表明邪气更为暴盛。

王冰说："执法犹相辅，行令犹方伯，贵人犹君主。"又说："执法、官人之准绳，自为邪僻，故病速而危。方伯无执法之权，故无速害病，但执持而已。贵人义无凌犯，故病则暴而死。"（《重广补注黄帝内经素问》）

太乙天符之气，邪气盈于上下，故病则暴死。天符之邪气，仅盛于上，或仅盛于下的，与太乙天符之邪气相比，便为轻缓些，所以伤于天符之邪气的，病仅速而危，危则未必死。伤于岁会之邪的，病仅徐而持，持为邪正相持不下，其病徐缓而不得速解。

总之，这不过是表明邪气有轻重、受病发病亦有缓急而已。

六十年运气相临的顺逆和同化，以及五脏受病、气候变化特点等情况，见表19。

表 19　六十年运气变化简表（1924—1983 年）

年份	干支	中运	客气·司天	客气·在泉	运气加临	运气同化	五运三纪	气象特点	五脏受病
1924	甲子	土	少阴	阳明	顺化		太过	雨湿流行	伤肾
1925	乙丑	金	太阴	太阳	顺化		平		
1926	丙寅	水	少阳	厥阴	不和		太过	寒气大行	伤心
1927	丁卯	木	阳明	少阴	天刑	岁会	平		
1928	戊辰	火	太阳	太阴	天刑		平		
1929	己巳	土	厥阴	少阳	天刑		不及	风气大行	伤脾
1930	庚午	金	少阴	阳明	天刑	同天符	平		
1931	辛未	水	太阴	太阳	天刑	同岁会	不及	雨湿流行	伤肾
1932	壬申	木	少阳	厥阴	小逆	同天符	太过	风气大行	伤脾
1933	癸酉	火	阳明	少阴	不和	同岁会	不及	寒气大行	伤心
1934	甲戌	土	太阳	太阴	不和	岁会同天符	太过	雨湿流行	伤肾
1935	乙亥	金	厥阴	少阳	不和		不及	暑热大行	伤肺
1936	丙子	水	少阴	阳明	不和	岁会	太过	寒气大行	伤心
1937	丁丑	木	太阴	太阳	不和		不及	清燥大行	伤肝
1938	戊寅	火	少阳	厥阴		天符	太过	暑热大行	伤肺
1939	己卯	土	阳明	少阴	小逆		不及	风气大行	伤脾
1940	庚辰	金	太阳	太阴	小逆		太过	清燥大行	伤肝
1941	辛巳	水	厥阴	少阳	小逆		不及	雨湿流行	伤肾
1942	壬午	木	少阴	阳明	小逆		太过	风气大行	伤脾
1943	癸未	火	太阴	太阳	小逆		不及	寒气大行	伤心
1944	甲申	土	少阳	厥阴	顺化		太过	雨湿流行	伤肾
1945	乙酉	金	阳明	少阴	天符	太乙天符	不及	暑热大行	伤肺
1946	丙戌	水	太阳	太阴	天符		太过	寒气大行	伤心
1947	丁亥	木	厥阴	少阳	天符		不及	清燥大行	伤肝
1948	戊子	火	少阴	阳明		天符	太过	暑热大行	伤肺
1949	己丑	土	太阴	太阳	天符	太乙天符	平	湿气偏胜	伤肾
1950	庚寅	金	少阳	厥阴	天刑		平		
1951	辛卯	水	阳明	少阴	顺化		平		
1952	壬辰	木	太阳	太阴	顺化		太过	风气大行	伤脾
1953	癸巳	火	厥阴	少阳	顺化	同岁会	平		

年份	干支	中运	客气·司天	客气·在泉	运气加临	运气同化	五运三纪	气象特点	五脏受病
1954	甲午	土	少阴	阳明	顺化		太过	雨湿流行	伤肾
1955	乙未	金	太阴	太阳	顺化		平		
1956	丙申	水	少阳	厥阴	不和		太过	寒气大行	伤心
1957	丁酉	木	阳明	少阴	天刑		不及	清燥大行	伤肝
1958	戊戌	火	太阳	太阴	天刑		平		
1959	己亥	土	厥阴	少阳	天刑		不及	风气大行	伤脾
1960	庚子	金	少阴	阳明	天刑	同天符	平		
1961	辛丑	水	太阴	太阳	天刑	同岁会	不及	雨湿流行	伤肾
1962	壬寅	木	少阳	厥阴	小逆	同天符	太过	风气大行	伤脾
1963	癸卯	火	阳明	少阴	不和	同岁会	平		
1964	甲辰	土	太阳	太阴	不和	岁会同天符	太过	雨湿流行	伤肾
1965	乙巳	金	厥阴	少阳	不和		不及	暑热大行	伤肺
1966	丙午	水	少阴	阳明	不和		太过	寒气大行	伤心
1967	丁未	木	太阴	太阳	不和		不及	清燥大行	伤肝
1968	戊申	火	少阳	厥阴		天符	太过	暑热大行	伤肺
1969	己酉	土	阳明	少阴	小逆		不及	风气大行	伤脾
1970	庚戌	金	太阳	太阴	小逆		太过	清燥大行	伤肝
1971	辛亥	水	厥阴	少阳	小逆		平		
1972	壬子	木	少阴	阳明	小逆		太过	风气大行	伤脾
1973	癸丑	火	太阴	太阳	小逆		不及	寒气大行	伤心
1974	甲寅	土	少阳	厥阴	顺化		太过	雨湿流行	伤肾
1975	乙卯	金	阳明	少阴		天符	平		
1976	丙辰	水	太阳	太阴		天符	太过	寒气大行	伤心
1977	丁巳	木	厥阴	少阳		天符	平		
1978	戊午	火	少阴	阳明	天符	太乙天符	太过	暑热大行	伤肺
1979	己未	土	太阴	太阳	天符	太乙天符	平	湿气偏胜	伤肾
1980	庚申	金	少阳	厥阴	天刑		太过	清燥大行	伤肝
1981	辛酉	水	阳明	少阴	顺化		不及	雨湿流行	伤肾
1982	壬戌	木	太阳	太阴	顺化		太过	风气大行	伤脾
1983	癸亥	火	厥阴	少阳	顺化	同岁会	不及	寒气大行	伤心

表20 六十年运气变化简表（1984—2043年）

年份	干支	中运	客气司天	客气在泉	运气加临	运气同化	五运三纪	气象特点	五脏受病
2013	癸巳	火	厥阴	少阳	顺化	同岁会	平		
2012	壬辰	木	太阳	太阴	顺化		太过	风气大行	伤脾
2011	辛卯	水	阳明	少阴	顺化		平		
2010	庚寅	金	少阳	厥阴	天刑		平		
2009	己丑	土	太阴	太阳	天符	太乙天符	平	湿气偏胜	伤肾
2008	戊子	火	少阴	阳明		天符	太过	暑热大行	伤肺
2007	丁亥	木	厥阴	少阳		天符	不及	清燥大行	伤肝
2006	丙戌	水	太阳	太阴		天符	太过	寒气大行	伤心
2005	乙酉	金	阳明	少阴	天符	太乙天符	不及	暑热大行	伤肺
2004	甲申	土	少阳	厥阴	顺化		太过	雨湿流行	伤肾
2003	癸未	火	太阴	太阳	小逆		不及	寒气大行	伤心
2002	壬午	木	少阴	阳明	小逆		太过	风气大行	伤脾
2001	辛巳	水	厥阴	少阳	小逆		不及	雨湿流行	伤肾
2000	庚辰	金	太阳	太阴	小逆		太过	清燥大行	伤肝
1999	己卯	土	阳明	少阴	小逆		不及	风气大行	伤脾
1998	戊寅	火	少阳	厥阴		天符	太过	暑热大行	伤肺
1997	丁丑	木	太阴	太阳	不和		不及	清燥大行	伤肝
1996	丙子	水	少阴	阳明	不和	岁会	太过	寒气大行	伤心
1995	乙亥	金	厥阴	少阳	不和		不及	暑热大行	伤肺
1994	甲戌	土	太阴	太阳	不和	岁会同天符	太过	雨湿流行	伤肾
1993	癸酉	火	阳明	少阴	不和	同岁会	不及	寒气大行	伤心
1992	壬申	木	少阳	厥阴	小逆	同天符	太过	风气大行	伤脾
1991	辛未	水	太阴	太阳	天刑	同岁会	不及	雨湿流行	伤肾
1990	庚午	金	少阴	阳明	天刑	同天符	平		
1989	己巳	土	厥阴	少阴	天刑		不及	风气大行	伤脾
1988	戊辰	火	太阳	太阴	天刑		平		
1987	丁卯	木	阳明	少阴	天刑	岁会	平		
1986	丙寅	水	少阳	厥阴	不和		太过	寒气大行	伤心
1985	乙丑	金	太阴	太阳	顺化		平		
1984	甲子	土	少阴	阳明	顺化		太过	雨湿流行	伤肾

年份	干支	中运	司天（客气）	在泉（客气）	运气加临	运气同化	五运三纪	气象特点	五脏受病
2043	癸亥	火	厥阴	少阳	顺化	同岁会	不及	寒气大行	伤心
2042	壬戌	木	太阳	太阴	顺化		太过	风气大行	伤脾
2041	辛酉	水	阳明	少阴	顺化		不及	雨湿流行	伤肾
2040	庚申	金	少阳	厥阴	天刑		太过	清燥大行	伤肝
2039	己未	土	太阴	太阳	天符	太乙天符	平	湿气偏胜	伤肾
2038	戊午	火	少阴	阳明	天符	太乙天符	太过	暑热大行	伤肺
2037	丁巳	木	厥阴	少阳		天符	平		
2036	丙辰	水	太阳	太阴		天符	太过	寒气大行	伤心
2035	乙卯	金	阳明	少阴		天符	平		
2034	甲寅	土	少阳	厥阴	顺化		太过	雨湿流行	伤肾
2033	癸丑	火	太阴	太阳	小逆		不及	寒气大行	伤心
2032	壬子	木	少阴	阳明	小逆		太过	风气大行	伤脾
2031	辛亥	水	厥阴	少阳	小逆		平		
2030	庚戌	金	太阳	太阴	小逆		太过	清燥大行	伤肝
2029	己酉	土	阳明	少阴	小逆		不及	风气大行	伤脾
2028	戊申	火	少阳	厥阴		天符	太过	暑热大行	伤肺
2027	丁未	木	太阴	太阳	不和		不及	清燥大行	伤肝
2026	丙午	水	少阴	阳明	不和		太过	寒气大行	伤心
2025	乙巳	金	厥阴	少阴	不和		不及	暑热大行	伤肺
2024	甲辰	土	太阳	太阴	不和	岁会同天符	太过	雨湿流行	伤肾
2023	癸卯	火	阳明	少阴	不和	同岁会	平		
2022	壬寅	木	少阳	厥阴	小逆	同天符	太过	风气大行	伤脾
2021	辛丑	水	太阴	太阳	天刑	同岁会	不及	雨湿流行	伤肾
2020	庚子	金	少阴	阳明	天刑	同天符	平		
2019	己亥	土	厥阴	少阳	天刑		不及	风气大行	伤脾
2018	戊戌	火	太阳	太阴	天刑		平		
2017	丁酉	木	阳明	少阴	天刑		不及	清燥大行	伤肝
2016	丙申	水	少阳	厥阴	不和		太过	寒气大行	伤心
2015	乙未	金	太阴	太阳	顺化		平		
2014	甲午	土	少阴	阳明	顺化		太过	雨湿流行	伤肾

第五章　医易简说

第一节　太极

　　"太极"是中国古代的哲学概念。古人在对于宇宙形成的假设中，把天地尚未分开、元气混而为一的时期称为"太极"。这里的"元气"，也是一种哲学概念，指产生和构成天地万物的原始物质，或指阴阳二气混沌未分的实体。

　　唐容川说："天地未分之先，无物无象（《素问·天元纪大论》名之为"太虚寥廓"），人谁得而见之？圣人原始返终，由有形推到无形，知天地初生之始，只是浑然元气一团，无以名之，尊称之曰太极。"（《医易通说·太极》）

　　【评注】《素问·天元纪大论》说："太虚寥廓，肇基化元，万物资始，五运终天，布气真灵，揔统坤元，九星悬朗，七曜周旋，曰阴曰阳，曰柔曰刚，幽显既位，寒暑弛张，生生化化，品物咸章。"阐述了从混沌状况发展而来的一个无极而太极的过程。

北宋的周敦颐（公元1016—1073年），绘制"太极图"，他指出："易有太极，是生两仪，两仪生四象，四象生八卦。"又推论其本原说："无极而太极，如吾心寂然无思，万善未发，是无极也；然此心未发，自有其昭然不昧之本体，是太极也。"（《太极图说》）他在太极之前还提出了一个代表"太虚寥廓"的"无极"。太极图中说明无极的图像是个圆形，这个圆形（无极），说明任何事物的存在是具体的物，而且内容极其完备，所谓："极者，至尽而无余。"（《辞源》辰集）

周敦颐说："无极之真，二五（指阴阳五行）之精，妙合而凝。"（《太极图说》）这句话如何理解？有人举了一个例子来说明这个道理。例如，一个受精的鸡卵，在未变成小鸡之前，虽在孵化，但外观上仍然是个鸡蛋，没有任何生命现象，对外界任何刺激都没有反应能力和表现，"如吾心寂然无思，万善未发"。实际上鸡蛋内部的阴和阳在运动变化着，不过这种变化尚处在相对的静止状态，也就是尚未由量的变化到达"极化点"这个阶段，就名为"无极"。等到鸡蛋内部阴阳变化达到成熟阶段，生命现象就明显表现出来，这是本体的能力（小鸡出生后）也就是所谓"自有其昭然不昧之本体"。这一变化称为"太极"。

太极是生物体阴阳变化已达到维持相对动的平衡的体现，也就是生物生命现象出现的原因（图19）。

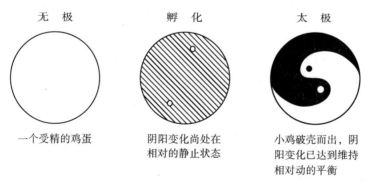

图 19　无极转化太极示意图

张景岳说："太虚之初，廓然无象（即无极），自无而有，生化肇焉，化生于一，是名太极。太极动静而阴阳分（阴静、阳动），故天地只此动静，动静便是阴阳，阴阳便是太极，此外更无余事。"（《类经图翼·太极图论》）

太极动而生阳，静而生阴，一阴一阳名为"两仪"（孔子曰："易有太极，是生两仪。"），有了这个两仪，于是阴阳互相感召，阳育阴，阴含阳，阴阳两气，又分为四，名曰"四象"（程子曰：四象者阴阳刚柔也，阴阳生天，刚柔生地。朱子曰：天之四象，日月星辰是也；地之四象，水火土石是也。）（《类经图翼·阴阳体象》）

"邵子（雍）曰：天生于动，地生于静。动之始则阳生，动之极则阴生；静之始则柔生，静之极则刚生。阴阳之中，又有阴阳，故有太阴太阳，少阴少阳；刚柔之中，又有刚柔，故有太刚、太柔，少刚少柔。太阳为日，太阴为月；少阳为星，少阴为辰。日月星辰交而天体尽（完整）。太柔为水，太刚为火；少柔为土，少刚为石，水火土石交而地体尽。"（《类经图翼·阴阳体象》）

这是古人对宇宙始生的总的看法。

古人认为，宇宙未成形之前，是个浑然一气，就是无极，由于有了动与静的变化，所以由无极转化为太极，产生阴阳，是为两仪，更由于有了阴阳两气的动的变化，于是乃生宇宙万物。

虽然，动与静是相对的，但在宇宙的变化中，动是主要的、根本的。宇宙间无时无刻不在发生动态的变化，这是无极变为太极，太极产生阴阳，进一步产生宇宙万物的总的根源。

正常的阴阳变化，是维持相对的动的平衡，才能产生万物。因此，太极的图形，也应该表现出阴阳变化的各种动的特点：太极图的白色代表阳，黑色代表阴。因为阴阳之间的联系不是静止的，所以不能用一条直的、横的线段绝对划分。而是用一条特殊的曲线（波包线）来既把阴阳等量的分开，又体现阴阳互抱、相互转化的特性；同时，阴和阳两方都有一个量变的"极化点"（白色中的黑点，表示阳中有阴；黑色中的白点，表示阴中含阳），极化点突出地体现出向对方转化的"真阴"（黑色）、"真阳"（白色）。

这样就把阴和阳之间的各种联系表达出来了。这说明阴和阳是运动着的，既是相对的，又是统一的。正常的阴阳变化是维持相对的平衡。周敦颐提出"理气二元论"，著《太极图说》以说明此理，成为宋代理学之祖，故太极图的理论，似创始于宋代。

太极图是"八卦图"的核心，太极图的变化，标示出"卦"的产生，八卦的两种线形（——阳、— —阴）则是阴阳的元始。所以，太极图兼有形、数的概念，可以说明阴阳消长的道理。

例如，在这个太极图中（图 20），把圆周分为六等份，半径分为三个等份，从北方冬至，阴气最盛的时候，也就是太阳已到南回归线，开始北移，一阳来复的时候，此时阳生于下（图中以白色代表阳气）；阳气渐渐壮大起来，经过小寒、大寒、立春而至雨水，历时两个月，也就是一年的六分之一。在图上的白色已到半径的三分之一，也就是阳生三分之一，上面的黑色还有三分之二，也就是阴气消失了三分之一，还存三分之二，这时以三画的卦象而言，下面一爻是阳，上面二爻是阴，成为震卦。

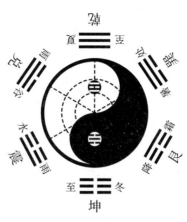

图 20　古太极图

从雨水起，阳气又渐渐壮大，经过惊蛰、春分、清明而至谷雨，历时又两个月，也就是一年的六分之二。图上的白色已长到半径的三分之二，就是阳气长到三分之二，上面的黑色只剩三分之一，也就是阴气消去了三分之二。以卦象言，下面二爻是阳，上面一爻是阴，成为兑卦。

再从谷雨起，阳气更加壮大，经过立夏、小满、芒种而至夏至，历时又两个月，也就是一年的二分之一，图上的半径完全成为白色，黑色一点也没有了，也就是阳气全盛，阴气全消失了。

太阳由南回归线历时半年；转到北回归线了。以卦象言，三画全是阳爻，成为乾卦。阳极阴生，气候转变，太阳又由北回归线向南转移，历时两个月，经过小暑、大暑、立秋而至处暑。图上的黑色又生三分之一，上面的白色消成三分之二，成为二阳一阴的巽卦。

又过两个月，经过白露、秋分、寒露而至霜降，图上的黑色长到三分之二，白色消的还剩三分之一，也就是阴气又长，阳气又消，成为一阳二阴的艮卦。

更过两个月，经过立冬、小雪、大雪，重到冬至，一年已周，太阳又转到南回归线，此时阳气全消，阴气全盛，图上的半径全为黑色，成为三爻皆阴的坤卦了。

这是以太极图的两仪生四象、四象生八卦，说明一年阴阳消长的道理。

【评注】太极图实质是古代先人对自然界各种动态变化观察得出的基本规律的总结。它表示自然界的阴阳气是具有盛衰变化的节律运动。阴阳代表了气化运动的两种象态：由衰到盛——阳象；由盛到衰——阴象。阴阳不是物质，是一种象态，是一种事物在动态变化中的不同态势。

如果把太极图的圆周分成十二个等份，以合一年十二个月，把太极图的半径，分成六等份，以合六画卦，再把卦气中的十二辟卦（注1）纳入图中，以证一年阴阳消长的过程变化，则可更为细致一些（图21）。

在此先要说明的是，这里的十一月（子月），是从冬至起算，到大寒为止。

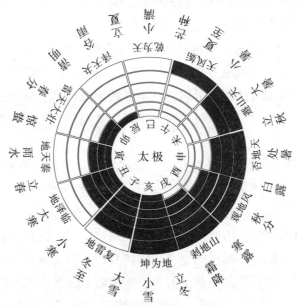

图21　太极合十二辟卦二十四节气图

从小寒到大寒，虽已交入十二月，也以十一月计算。以后的十一个月，都从中气起算，在冬至之前，是阴气全盛之时，从冬至一阳生，历小寒到大寒，为时一个月，阳气渐生六分之一，阴气消去六分之一，还有六分之五，成为坤在上、震在下的"地雷复"卦，也就是十一月"子"的月卦……从小满到夏至，阳气盛极，阴气全消，图中六分有白无黑，成为四月"巳"的"重乾"之卦了。从夏至起，日道南移，一阴复生，经过小暑到大暑，就成为乾在上，巽在下，五阳一阴，五月

"午"的"天风姤卦"。余参看图21。

日本西泽道允说："古代医家将阴气⊖、阳气⊕的相对的消长关系，即一年内的动态变化，组成阴（——）和阳（—）的符号，对阴气和阳气的消长即光波的消长'增减'的自然现象规律，作了合乎科学的概括，以《易经》（注2）的'消长生卦'（按即十二辟卦）形式明确地表现出来。这种表现方法与现代天文学用昼夜长短的表现方法似乎不同，即表现方式虽有古代与近代的差别，而所说明的自然现象的实质却是相同的。"又说："在日本，对阴阳五行学说颇多误解……欲知古代天文学即《运气论》和阐明中药基础之《神农本草经》以及运用针灸、中药方剂的《伤寒论》与阐明人体经纬的生理、养生法、医术、治病法则等的《黄帝内经》之《素问》《灵枢》，亦即想真正领会其精神实质，就要先研读《易经》（日月运行）。这是自古以来的学习顺序。但是，现在按照这种基本顺序钻研中医学的医家实在太少，这就是种种误解流传的根本原因。"［日·西泽道允，刘杨节译. 自然科学与阴阳五行的生理和中医治则. 国外医学·中医中药研究分册，1979，（4）：19.］

由此可见，我们了解一些《易经》的理论知识，对学习五运六气等中医基础理论是十分必要的。

注1：十二辟卦，见于京房《易传》。西汉郎中京房（公元前77—37年）他以一年分配乾坤两卦：上半年为阳，属乾卦；下半年为阴，属坤卦。每一月又应一爻（音姚），从冬至起为阴极阳生，坤卦下生一阳（坤上震下）是为"复"卦。寅月三阴（坤）在上，三阳（乾）在下，为"地天泰"卦，天地气交，万物发生。四月阳级，为"纯乾"（即重乾）之卦，故昼日极长。七月三阳（乾）在上，三阴（坤）在下，为"天地否"卦，否与泰相对，天地气不交，则万物死，故立秋后草木渐枯死。余从略。

又，八卦的另一名称为，乾为天、坤为地、震为雷、巽为风、艮为山、兑为泽，坎为水、离为火。所以十二辟卦的名称有"地雷""天山"等等称呼。

注2：《易经》又名《周易》，它包括两部分，一个是经的部分，内容是卦及六十四卦的卦辞和三百八十四爻的爻辞，这一部分名作《易经》。另一部分，是"传"，里面有彖辞、象辞、系辞、文言、序卦、说卦、杂卦等篇，而彖辞、象辞、系辞又各分为上下篇：这样加起来

就有十篇。前人称它为"十翼"，今名《易传》。传和经的关系，传是解释经的，是对经的注释和论述。

【评注】彖辞（读音 tuàn），为《易经》中解释卦义的文字，也叫"卦辞"。

《周易》中的《易经》部分，据历史记载，是起源于殷末周初，从《易经》的一些内容来看，与殷代甲骨文的卜辞有相同之处，所以《易经》部分产生于殷末周初的说法，是可信的。

《易传》部分，过去说是春秋时期孔子所作，似不可靠。《易传》中固然有一些春秋时期的材料，但也有一些是战国时期的材料，如系辞上说"形而上者谓之道，形而下者谓之器"，这种道器相对的术语和思想，是战国以前所没有的，甚至其中有不少阴阳五行的思想，是战国末期甚至更晚的产品，所以《易传》不可能出于孔子一人之手。

"太极"理论应用于医学，见于朱丹溪（公元1281—1358年）的《格致余论》。朱丹溪在《相火论》中说："太极，动而生阳，静而生阴。阳动而变，阴静而合，而生水火木金土。各一其性，惟火有二：曰君火，人火也；曰相火，天火也。"丹溪特别强调相火的作用，说："人非此火不能有生。"

金元时代以相火为下焦所从出，与命门原气合并为论。至明代张景岳等将相火归于命门，并将命门独立为一个脏器，离开了《难经》关于左肾右命门之说，认为命门是在两肾之中。

张景岳说："命门居两肾之中，即人身之太极，由太极以生两仪，而水火具焉，消长系焉，故为受生之初，为性命之本。"（《类经附翼·求正录》）

李梴（《医学入门》）、赵献可（《医贯》）也把命门作为独立的脏器，喻为人身之太极。

张、李、赵等诸家认为命门之火为一身之主，人非此火不能生，并把命门比为太极的学说，显然是从朱丹溪的"相火论"而来。

第二节　八卦

《通鉴前编》说："太昊（伏羲）德合上下，天应以鸟兽文章，地应以河图洛书。于是仰观象于天，俯观法于地，中观万物之宜；始画八卦，造书契，以代结绳之政。"这是传说在远古时期，有太昊伏羲氏画八卦，造书契以代替古代没有文字，以结绳记事的故事。

事实上，伏羲是指远古开始有畜牧的一个时代，所画八卦，不过是一种记事的符号，八卦是"——"（阳性）"— —"（阴性）两种线形凑成的☰（乾）、☷（坤）、☲（离）、☵（坎）、☳（震）、☶（艮）、☴（巽）、☱（兑）八个卦形，每一个卦代表同一属性的若干事物，这种记事符号，比原始结绳记事，进了一大步。后来，黄帝族发明了象形文字，如果把象形文字和八卦加在一起，那就是后世方块字的主要组成内容。八卦的两种线形，则是阴阳的原始。

八卦有先天、后天两种。相传先天八卦创自伏羲氏，后天八卦由周文王推衍先天八卦而成，又名文王八卦。

【评注】八卦记忆方法：乾三连，坤六断，震仰盂，艮覆碗，兑上缺，巽下断，离中虚，坎中满，具体解释见注表42。

注表 42　八卦速记表

乾三连☰	三爻都是阳爻，连续不断
坤六断☷	三爻都是阴爻，都是断的
震仰盂☳	上两爻是阴，下爻是阳，像一个仰放的盘子（仰盂）
艮覆碗☶	下两爻是阴，上爻是阳，像一个倒扣的碗（覆碗）
兑上缺☱	上爻是阴爻，中下爻为阳爻
巽下断☴	下爻是阴爻，中上爻是阳爻
离中虚☲	中爻是阴爻，上下爻为阳爻
坎中满☵	中爻是阳爻，上下爻是阴爻

伏羲制八卦以后，到了周朝，随着奴隶制社会的发展，在劳动中产生了数学。同时，在学术上产生了和巫教相对立的"八卦哲学"，认

为宇宙间的一切事物，都是按其自身的规律运动着、变化着的。

八卦哲学的主要内容，实质上是把远古相传的作为记事符号的伏羲八卦，重叠安排在一定的方位（受井田划分影响），根据其异变来计算和说明事物的变化，简称为《周易》。这可能是文王制先天八卦传说的由来。

总的说，八卦是阴阳变化的各个阶段（方位），这种学说到春秋战国时期，发展成阴阳学说。它渗透到各门学科，如天文、地理、数学、历法以及宗教等等各个方面。[谢惠康. 对中医学理论核心——"阴阳学说"科学性的探讨. 上海中医药，1979，(6)：38.]

一、先天八卦

唐容川说："太阳、少阴、太阴、少阳为四象。由四象而生八卦，上八位：乾、兑、离、震为阳之所生；巽、坎、艮、坤为阴之所生。又以乾、兑生于太阳，离、震生于少阴，巽、坎生于少阳，艮、坤生于太阴。次第相生，序列其数则为：乾一、兑二、离三、震四、巽五、坎六、艮七、坤八。邵子所谓先天八卦之数也。"（《医易通说·四象》）

所谓先天八卦之数，即是伏羲八卦的方位象数（图22）。

八卦的"象数"有什么意义呢？

唐容川作了解释说："数者所以纪气也。苟无其气，则数只空名，非造化之确数矣。有如先天八卦之数，皆实有其气可凭。乾居一数者，盖肇造天地之先，太极初分，先有天阳，只一点光气而已，故乾居一数。有此一点光气，次有润泽之气，故兑泽居二。光泽二气合化为热，于是生火，故离火居三。火气发则震动，故震居四。有发动即有往来，是生风气，故巽风居五。雷动风散，雨水斯降，故坎水居六。有流即有止，有水即有山，艮山居七。山水具而地体成，故坤地居八。"（《医易通说·四象》）

由此可见，先天八卦的象数，表明了宇宙形成的次序。

《易·系辞》："天地定位，山泽通

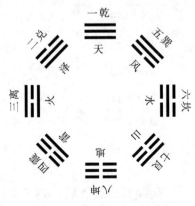

图22 伏羲八卦方位象数图

气，雷风相薄（搏），水火不相射，八卦相错，数往者顺，知来者逆。"

这几句描述了先天八卦的方位。乾天在上，坤地在下，是为"天地定位"；艮山与兑泽，震雷与巽风，坎水与离火，两两相对，形成了"八卦相错"的互相对待方位。

唐容川说："阳数顺，主生，当居左，故自乾至震位在左；阴数逆，主成，当居右，故自坤至巽位在右。以其数之顺逆，分为左右，八卦随之，遂成对待之形。"（《医易通说·四象》）

至于"数往者顺，知来者逆"的意义，唐容川解释说："日往则月来，月往则日来；寒往则暑来，暑往则寒来。皆言天地之往来也。以一日论之，自子至午上半日，天左旋，行震离兑之位，其数逆，为来。自午至子下半日，行巽坎艮之位，其数顺，为往。此天之往来也。若乎地之往来，地右转，自子至午，上半日，行艮坎巽之位，其数逆，为来；自午至子，下半日，行兑离震之位，其数顺，为往。地与天相对待，而互相往来，以成昼夜。由一日推至一年，由一年推至一运，以至于十二万年为一元。天地往来之数，不外于此，人事之代谢，亦不外于此。"（《医易通说·四象》）

【评注】乾坤定南北，坎离定东西，是天南地北为序，上为天为乾，下为地为坤，左为东为离，右为西为坎。故先天八卦数是：乾一、兑二、离三、震四、巽五、坎六、艮七、坤八。先天八卦的主旨或许讲的是宇宙之本及其功能，描述了天地万物形成的过程和结果，表达的是天地水火风雷山泽的发生方位和出现位置，是以物的属性为主要表述对象，也就是说，仰观天：天、火、风、雷分别在乾、离、巽、震之位。俯察地：地、山、泽、水分别对应坤、艮、兑、坎之位，是比较接近现实的自然状态的。

二、后天八卦

唐容川说："河洛二数，流行于大造匡廓之中，遂将先天八卦之气，变为后天八卦之运。《易》曰：'帝出乎震，齐乎巽，相见乎离，致役乎坤，悦言乎兑，战乎乾，劳乎坎，成言乎艮。'此后天八卦之运也。盖先天八卦，虽各有气，犹未成形，一自天旋地转，经纬互交，运之所至，气斯变焉。先天八卦之方位，遂变为后天八卦之位矣。"

（图23）（《医易详解·后天八卦》）

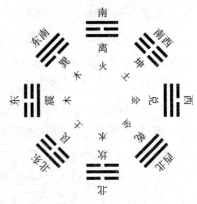

图23 文王八卦五行方位图

这是说后天八卦，是在宇宙形成之后才产生的。八卦为什么要分先天和后天呢？唐容川对此也作了解释说："先天后天不过言造物先后之序耳。有如人身胚胎，是为人身之先天，及其成形，是为人身之后天。人之先天在母腹中，以脐通呼吸。人之后天，出母腹中，以鼻通呼吸。先天后天体用不同。卦之有先后天，亦犹是也。故先天为体，后天为用；先天八卦主气，后天八卦主运，各有不同。"（《医易详解·后天八卦》）

日本·丹波元简说："先天后天，在《易》则不过论大人之德矣，而干宝《周礼》注云：伏羲之易小成为先天，神农之易中成为中天，黄帝之易大成为后天，似无谓焉。迨至宋儒，以伏羲之易为先天，以文王之易为后天，遂作之图，最无谓也。"（《医賸》）表明八卦之分先后天，创始于宋代的理学家，不是出于伏羲、文王之手。

关于先后天八卦的意义和区别，张景岳曾作了较详的说明："伏羲八卦曰先天，其次（次序），则乾南、坤北、离东、坎西。以左右分数之，自南而东者曰乾一、兑二、离三、震四；自西而北者曰巽五、坎六、艮七，坤八也。（图22）

"文王八卦曰后天，离象火而居南，坎象水而居北，震象木而居东，兑象金而居西。以次而数，则乾起西北，顺而左旋曰乾、坎、艮、震、巽、离、坤、兑，以周八宫也（图23）。

"先天（八卦）以乾坤分天地而定上下之位。后天（八卦）以坎离分水火而定南北之方。先天以乾居正南，坤居正北，其阳在南，其阴在北。后天以乾居西北，坤居西南，其阳在北，其阴在南。

"故先天以巽离兑虽为阴卦而本乎乾体，故位于上。震坎艮虽为阳卦而本乎坤体，故位于下。后天以乾来交坤，化坎水而居北。坤去交乾，化离火而居南。天体倚北而偏于西，故乾之退位于西北。地体属土而继乎火，故坤之寄位于西南。

"巽居东南，木先火地（巽属木，南方为火，巽居东南，在南之前，故称"木先火地"），艮止东北，因对坤方（艮属土，位东北方，坤亦属土，居西南方，东北与西南相对）。乾父在北（西北），故坎艮震三子（震为长男，坎为中男，艮为少男，是为"三子"）随之而居下。坤母在南（西南），故巽离兑三女（巽为长女、离为中女，兑为少女，是为"三女"）随之而向前。

"先天以上下分左右，故以乾坤为纵（乾南、坤北为纵），六子为横。后天以东西界阴阳，故以震兑（震东、兑西）为横，六卦为纵（巽离坤在南，乾坎艮在北）。

"先天以乾坤之末交二至（二至是冬至夏至，坤交冬至，乾交夏至，参看图21）。离为日，故升于东；坎为月，故生于西。后天以震兑之中当二分（春分、秋分。震当春分，兑当秋分），自震而南，巽离为木火之地；自兑而北，乾坎为金水之乡。故《易传》曰：帝出乎震，齐乎巽，相见乎离，致役乎坤，悦言乎兑，战乎乾，劳乎坎，成言乎艮。正以明东南春夏之盛，西北秋冬之衰。是先天者所以言六合（上下四方六个方向名"六合"，类似现代科学所谓"三维空间"，三维中，每一维都包括正反两个方向，正好是六合，所以六合意即"空间"）之象，后天者，所以明气候之详（意即指"时间"）。故邵子曰：先天为易之体，后天为易之用也。"（《类经附翼·卦气方偶论》）

先天八卦与后天八卦的意义，据上面张景岳的说明，表明先天八卦的涵义是空间，后天八卦的涵义是时间，总的概念是用以代表"宇宙"间的一切变化而已。

【评注】先来看《易传》中关于"帝出乎震，齐乎巽，相见乎离，致役乎坤，悦言乎兑，战乎乾，劳乎坎，成言乎艮"的意思。

帝出乎震：《说卦传》有云："动万物者，莫疾乎雷。"也就是说天地万物中，能够动荡万物的，没有比雷（震为雷）更厉害的了。震为雷，为正春之时，春有"惊蛰始雷"之象。"帝"是说万物的元气、生机从东方开始萌发。震居正东，为东方之卦（木），震卦一阳由下爻初动，冲破二阴的压抑，象征万物开始生发，故曰帝出乎震。

齐乎巽：巽为风，为春夏多风之时，为三、四月之令，巽为东南之卦（木），巽卦二阳重于一阴之上，亦有风行流动之象，言大自然从震的生发之始，运行到了巽位时，太阳已升起，照耀万物，使万物整齐生长，竞相媲美而至繁盛，故曰齐乎巽。

相见乎离：离为火，代表光明和夏日之长，为五月之令，离为南方之卦（火），离卦为二阳布于一阴之外，光耀万物，为日中繁盛之象，言大自然运行到了离位时，万物竞相绽放，彼此皆得以相见，故曰相见乎离。

致役乎坤：坤为地，为长夏六、七月之令，坤卦偏阴处于偏南方，坤为西南之卦（土），言大自然运行到了坤位时，宇宙将养育万物的重任交给大地，此时万物均得到大地的润养，万物经过了大地的滋养（坤之养）后则将归于收获敛藏，故曰致役乎坤。

说言乎兑：兑为泽，兑为正秋，八月之令，兑为西方之卦（金），兑卦二阳收于一阴之下，表示此时已是丰收之际，古书将兑解释为喜悦，言大自然运行到了兑位时，万物愉悦欢喜，果实累累，是秋收喜悦之时，故曰说言乎兑。段玉裁在《说文解字注》曰：兑，说也。说者，今之悦字。

战乎乾：乾为天，为深秋初冬之交，九、十月之令，乾卦纯阳处于偏北方，乾为西北之卦（金），言大自然运行到了乾卦时，乾为纯阳卦居阴位，阴阳相薄，万物处于阴阳矛盾斗争之中，万物进入相互交战之期，故曰战乎乾，万物只有经纯阳之历练（乾之战）才能纳固归藏。

劳乎坎：坎为水，为冰雪茫茫的冬季，十一月之令，坎为正北之卦（水），因水不停地流动，万物劳苦，坎卦为一阳藏于二阴之中，正是内敛冬藏之象，言大自然运行到坎位时，万物劳苦疲倦，而太阳在这一方位，完全隐没，应该休息之时，万物之所归也，故曰劳乎坎。

成言乎艮：艮为山，为止，有安止静极之意，为冬春之交，十二月、正月之令，艮为东北之卦（土），艮卦一阳止于二阴之上，二阴叠聚，万物萌芽，赖土而藏，纳藏安止之意，言大自然运行到艮位时，万物收藏已毕，一年辛勤劳作到此成功结束，故曰成言乎艮。止（艮）极必动，万物在此结束又将在此重新开始。

由此可见，后天八卦或许是天地形成后世间的万物处于产生、运动、变化、发展的阶段，也就是地理位置空间改变后的不断循环、变化的状态，揭示了天地运转对万物（特别是人类）的作用规律。好比一个循环周期，如水流行，如环无端。还可以用以表示阴阳的依存与互根，相互转化，还表示了五行母子之间的相生关系。

此外后天八卦是从一年四季随时间的推移，万物当中的生长化收藏而得出的规律。万物的春生、夏长、秋收、冬藏，每周天360日有奇，八卦用事各主45日，其转换点就表现在四正四隅的八节上，这就构成了按顺时针方向运转的后天八卦图。八卦当中，每一个卦又有三爻，也就是总共二十四爻，以应一年二十四个节气，这或许就是后天八卦图的卦图所表达的规律与实质了。

三、纳甲

纳甲是把十天干纳于八卦之中，以推步一切事务。在医学的针灸学中，有"飞腾八法"（即"灵龟八法"），是采用纳甲的方法以定八穴之位的。

沈括说："《易》有纳甲之法，未知起于何时，可以推见天地胎育之理。"（《梦溪笔谈》）江慎修说："五行家有纳甲之法，以十干纳之于卦，举甲以该之，其说大抵起于秦汉以前。"（《河洛精蕴》）这表明"纳甲"的来源很古，距今可能有两千年以上的历史了。

纳甲的方法，在西汉的京房《易传》上只演其式，未言其理。在后汉魏伯阳的《参同契》上出以简单的五言韵语，文辞古奥，难以索解。在三国时东吴的虞仲翔注《周易》，也没有系统的阐述，只是谈了些片断。宋代沈存中的《梦溪笔谈》也只说了个大略情况。

总的说来，纳甲之法，是：乾纳甲壬，坤纳乙癸，震纳庚，巽纳辛，艮纳丙，兑纳丁，坎纳戊，离纳己。

为什么十干会这样地纳于八卦？古人是根据宇宙的方位，结合天象中月亮的盈缺情况来进行解释的。

例如，在一个月中，月亮盈亏一周，大致可分六个阶段。

第一个阶段从农历初五日开始，初五日是一钩新月，在黄昏时见于西方偏南的"庚"方。这时，月的光亮部分必在下方，下方的明处为阳而甚少，上方的月魄（暗处）属阴而甚多，全月之形恰如二阴一阳的震卦☳，所以震卦纳庚。

第二阶段到了初十日，月形是"上弦"，这时月的亮处增加，月魄的暗处减少，初十日黄昏时月见于南方偏西的"丁"方，其形恰如二阳在下。一阴在上的兑卦☱，所以兑卦纳丁。

第三阶段到了十五日，日月相望是为"望日"，月形圆满，全身光明，有纯阳乾卦☰之象。黄昏之时，月在东方偏北的"甲"方，所以乾卦纳甲。

　　第四阶段到二十日（或十八日），下半月不在黄昏时，而是在平明之时，月见于西方偏北的"辛"方。其形是下面的阳光消去三分之一，就是"哉生魄"的现象。其形恰如一阴在下、二阳在上的巽卦☴，所以巽卦纳辛。

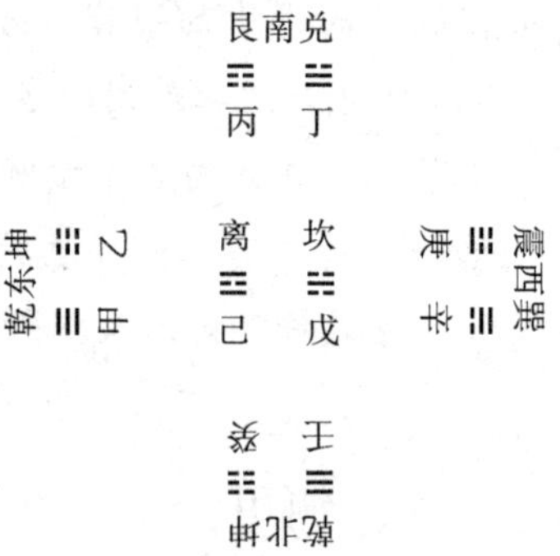

　　第五阶段到二十五日，这一天的平明，月见于南方偏东的"丙"方，其时为"下弦"。月下面的光亮部分消去三分之二，其形如二阴在下，一阳在上的艮卦☶，所以艮卦纳丙。

图 24　纳甲图

　　第六阶段到月底的三十日（或二十九日），当平明时，月形全晦，是看不见了，度其所在的位置当在东方偏南的"乙"方。其形恰如全阴无阳的坤卦☷，所以坤卦纳乙。又十五日的中午，月形全满，而在地下之"壬"方，所以乾又纳壬。三十日的午夜，月形全晦，当在地下的"癸"方，所以坤卦又纳癸。又离为日，坎为月，纳甲全赖日月消息于其间。而坎☵之阳在中，当为戊土；离☲之阴在中，当为己土，所以坎卦纳戊，离卦纳己（图24）。

　　以上是《参同契》和虞氏《易经·注》的纳甲方法，是根据月亮的望晦，上、下弦为标准的，后世还有以《河图·洛书》之数来解释纳甲方法的，如清代江慎修的《河洛精蕴》，此从略。

第三节　河图

　　我们谈阴阳五行，除太极、八卦外，还须从河图、洛书谈起。古人认为，河图、洛书也是阴阳五行的根源。

　　河图、洛书的传布，据说盛行于宋儒。朱熹把邵雍的九图（包括太极图、河图洛书等）陈列于《周易本义》的篇首，河图、洛书的图形遂流传于世。

　　其实，河图、洛书的名义，很早就在《经》《传》上有所记载。如《周易·系辞上》："河出图，洛出书，圣人则之。"《尚书·顾命》："天球（雍州进贡的球形玉器，色苍如天者，名"天球"）河图在东序。"

（东序：东墙）《论语》也有"凤鸟不
至，河不出图，吾已矣夫"的记载。
所以，汉代的儒家对此议论考证也
很多。

　　汉儒孔安国说："河图者，伏羲
氏王天下，龙马出河，遂则其文，以
画八卦。"（《易经·系辞》注）这说
明八卦来源于河图。但八卦有八面，
河图只分五方，两者好像联系不上。

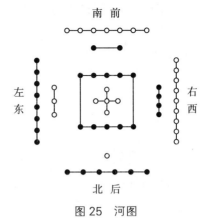

图 25　河图

　　唐容川说："至于河图洛书，则
但曰圣人则之，并未言本此画卦，且此图（图 25）四方，以配八卦，
实属不合，术家析四隅之数，补成八卦，牵强已极，非造化之真迹
也。"（《医易通说》）这是有道理的。

　　其实伏羲时期龙马所出的图，是否与今相同，则无可考证，但是
有人认为《周易·系辞》"天一、地二、天三、地四、天五、地六、天
七、地八、天九、地十"，就是河图之数。又"五位相得，而各有合"，
这句话，就是指河图之数的一与六合，二与七合，三与八合，四与九
合，五与十合。

　　【评注】生数在内，成数在外。生数之一、二、三、四、五在
　　河图内层，成数之六、七、八、九、十在河图外层。同一五行，
　　成数为生数加五而成，生数为成数减五而生。

　　还有人把《尚书·洪范》的"一曰水，二曰火，三曰木，四曰
金，五曰土"，与扬雄（字子云）《太玄》所说的："一与六共宗，二
与七共朋，三与八同道，四与九为友，五与五相守"联系起来，说是
指河图的北方是"天一生水，地六成之"；南方是"地二生火，天七
成之"；东方是"天三生木，地八成之"；西方是"地四生金，天九成
之"；中央是"天五生土，地十成之"。一二三四五是五行的生数，因
为土生万物，金木水火土都须得土而成物。必须加上土的生数五，所
以，六七八九十是五行的成数。

　　唐容川说：河图者，"五行之根原也。其数以一三五七九属之于
天，二四六八十属之于地。天左行，地右行，天行五步，地亦行五步。
二五构精，遂生成水火木金土，故名曰五行"（《医易通说》）。

可见，河图与五行关系最为密切。

【评注】河图中奇数自北左旋，数由小渐大，由内而外，止于西方。偶数自南右旋，数由小渐大，由内而外，止于东方。东西南北，旋转屈出。五行生成，按照河图定位，顺时旋转，即得水、木、火、土、金五行相生顺序。

河图之数五十又五，名为大衍之数。天干有十数与河图之数亦相符。戊己配中央五、十；甲乙配东方三、八；丙丁配南方二、七；庚辛配西方四、九；壬癸配北方一、六（图25）。

十二支也可与河图之数配合。《五行大义》说："北方亥子水也，生数一；丑土也，生数五，一与五相得为六，故水成数六也。东方寅卯木也，生数三；辰土也，生数五，三与五相得为八，故木成数八也。南方巳午火也，生数二；未土也，生数五，二与五相得为七，故火成数七也。西方申酉金也，生数四；戌土也，生数五，四与五相得为九，故金成数九也。中央戊己土也，生数五；又土之位在中，其数本五，两五相得为十，故土成数十也。"

这样就以亥子丑配北方一、六水位，主冬令；寅卯辰配东方三、八木位，主春令；巳午未配南方二、七火位，主夏令；申酉戌配西方四、九金位，主秋令；但土无定位，独旺于四季，如河图的四方皆得五数，故在地支的四隅各配中土。四时各季，土各旺一十八天，与河图的数序相符。

总之，虽然古人有八卦源于河图的说法，按之实际，它与五行的关系似更为密切。

第四节　洛书

两汉的儒者，为了进一步神化《尚书·洪范》中总叙九畴条目的那六十五个字（就是从"初一，曰五行"至"威用六极"一段，计六十五字），一些纬书及《易·系辞》之类根据先秦的一些传说，纷纷加以附会，说《洪范》是禹治洪水时，上帝叫神龟背负这个九畴大法，在洛水上把它赐给了禹，因此叫《洛书》。

《汉书·五行志》据刘歆的话说："凡此六十五字，皆《洛书》本文。"于是《洪范》之为"洛书"，与八卦之为"河图"，就成为汉人所膜拜的由上帝赐下的两件神物。

而与汉学持不同态度的宋代儒者，他们根据道士陈搏所绘的底图，进一步把所谓"洛书"绘成一个《太一下行九宫图》，用一至九的许多小黑点绘成一种魔术方乘，说这就是神龟背上所刻着的《洛书》原文。所有的宋儒除林之奇曾略致怀疑外，大家都一致尊信它。这就是现在所流传的《洛书》的图形（图26）。

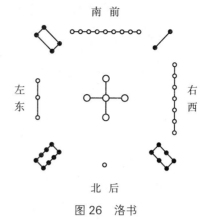

图 26　洛书

据近代学者刘起釪的考证："郭沫若误认这种数字游戏出现在战国《洪范》之前，其实这个数目排列始见于《大戴礼·盛德篇》，那是汉儒鼓吹'明堂'时沿方士术数之说附会上去的。到北周甄鸾在《数术记遗九宫算》注中，把它编成'九宫'的歌诀，到五代道士陈搏才据甄鸾的口诀，绘成'九宫图'，这种魔术方乘，其后关期、种放、邵雍、刘牧又续有修订"。［刘起釪.《洪范》成书时代考.中国社会科学，1980，（3）：155.］

《大戴礼·明堂篇》有："二九四，七五三，六一八"之文。郑康成注云："法龟文也。"汉儒孔安国说："洛书者禹治水时，神龟负文而列于背，有数至九，禹遂因而第之，以成九类。"（以上据张跃宣：《阴阳五行资料》，安徽中医学院，1963年内部印行）说明在汉代已有这种看法，不仅创始于宋儒。

河图的数是从一到十，共为五十五数。洛书的数是从一到九，共为四十五数。其数序是："中五立极，戴九履一，左三右七，二四为肩，六八为足。"从方位来看，就是南方为九，北方为一，东方是三，西方是七，东南方是四，西南方是二，西北方是六，东北方是八。洛书是用九数而不用十数的。但是，洛书虽然不用十数，其对方的两数相加，却都是十数。如南方的九，加上北方的一为十；东方的三，加西方的七为十；东南方的四，加西北方的六为十；东北方的八，加西南方的二为十。用九舍十，可见洛书的数与河图的数是有其内在联系的。

河图的数是用五行的生数统五行的成数，洛书的数则是以八卦的奇数（阳爻）统偶数（阴爻）。所以洛书可以配上先天八卦（图27），也可以配上后天八卦（图28），自然也可以与五行相配。

【评注】洛书之象还可以从以下四个方面来看。

（1）洛书中阳正阴隅，一三九七为阳，分居北、东、南、西四正方位，八四二六为阴，分居东北、东南、西南、西北四隅方位，五居中央之地。

（2）洛书中阴阳分离；阴阳独立各居，彼此互不相抱，生成单处，自有形体。

（3）洛书中有始无终；洛书自一而九，其十不备，是以生机不已，动息不停。

（4）洛书中阳君阴臣；奇数为正，偶数为侧，君居正而臣居侧，四方之阳而统四隅之阴。

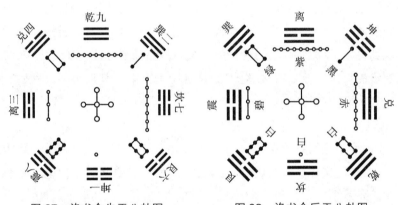

图27　洛书合先天八卦图　　　　图28　洛书合后天八卦图

洛书的九个数字，不论是从横数三个，直数三个，斜数三个，都成十五。不但如此，洛书四方的四个奇数，从北方一起，乘以三而顺数之，就成东方的三。三再乘以三，就成南方的九。九再乘以三，成二十七，其尾数就是西方的七。二十七再乘三，成八十一，其尾数就是北方的一。如此，以三相乘而顺数之，可以大至无穷，但其尾数，都是一、三、九、七。洛书四隅的四个偶数，从西南二起，乘以二而逆数之，就是东南的四。四再乘以二，就成东北的八。八再乘以二，成十六，尾数就是西北的六。十六再乘以二，成三十二，尾数就仍是西南的二。如此以二相乘而逆数之，可以大至无穷，其尾数都是二、四、八、六。这种数字变化，犹似魔术，变化无穷，所以在数学游戏中，有称为之"幻方"的。像这样的"幻方"，在古代的印度也有，说明是一种世界文明发展的标志。

洛书与先后天八卦相配的意义，唐容川曾经作了说明：洛书"九数之方位，与先天八卦恰相配合。坤一、乾九、离三、坎七、震八、巽二、兑四、艮六（图27）。配取之例，未知出于何时。然汉管辂占'巽二起风'，扬雄《太玄经》多准此数，则由来已久。况乾为大赤配九紫，坎为赤配七赤，已具于《易》，惟中五之数无卦相配。盖中五者太极也，故曰'中五立极'。九数纵横，皆得十五，即是各有一太极。后天八卦之方位，亦与此数合，故又以后天八卦隶之。一白坎，二黑坤，三碧震，四绿巽，五黄中，六白乾，七赤兑，八白艮，九紫离"（《医易通说》）。（图28）

按照白、黑、碧、绿、黄、赤、紫七色分配九宫（八方加中央）的意义，唐容川亦有解说："七色之说，古未有解，今就一年之地面观之，而七色可验。东方初春，草木青翠，故三为碧；辰巳月初夏，草木茂绿，故四为绿；夏时赤日当天，正在南方，故九为紫；未申月夏末秋初，草木黝黑，故二为黑；秋令正西方，木叶翻红，故七为赤；亥月白露为霜，见于地为白色，故六为白；冬月雪盛，故一为白；冬春之交，犹有霜雪，故八亦为白；惟中央五黄，系中土之色，四时不变。古无是说，然不取此象，则义无可通，窃尝远观近取，而立是说，或亦千虑之一得耳。"（《医易通说》）

【评注】太极图实质是自然界的阴阳之气具有盛衰变化的节律运动。把太极图用数字来表达就成为"洛书"，换言之，"洛书"就是数字化的太极图。此外，"洛书"九宫与九宫八风是相联系的。《灵枢·九宫八风》说："太一常以冬至之日，居叶蛰之宫四十六日，明日居天留四十六日，明日居仓门四十六日，明日居阴洛四十五日，明日居上天宫四十六日，明日居玄委四十六日，明日居仓果四十六日，明日居新洛四十五日，明日复居叶蛰之宫，曰冬至矣。太一日游，以冬至之日，居叶蛰之宫，数所在日从一处，至九日，复反于一。常如是无已，终而复始。"

这里，所谓太一，即北极星。北极星古代认为是居于天心不动，而北斗运行在外，北斗有七，第一颗星为魁星，第五颗星为衡星，第七星为勺星，而此三星称为斗纲，斗勺旋指，北极位之，每年依次移行，根据所指不同的方向来确定节气。而一年日数，分属八宫，每宫得四十六日，只有乾宫、巽宫（天门、地户）两宫为四十五日，共计三百六十六日。

天地之气，始于子中，子居正北，谓阴气之极，阳气之始也，周而复始，以成东西南北、春夏秋冬之季。洛书九宫反映了气候寒热，节气推移，阴阳消长，并且有空间方向（东西南北），时间（春夏秋冬）的一体结构。

注表43　洛书与九宫八风对应表

洛书九宫	数	宫	节　气	天　数	方　位
坎宫	一	叶蛰之宫	冬至、小寒、大寒	46	北
艮宫	八	天留之宫	立春、雨水、惊蛰	46	东北
震宫	三	仓门之宫	春分、清明、谷雨	46	东
巽宫	四	阴洛之宫 （地户）	立夏、小满、芒种	45	东南
离宫	九	上天之宫	夏至、小暑、大暑	46	南
坤宫	二	玄委之宫	立秋、处暑、白露	46	西南
兑宫	七	仓果之宫	秋分、寒露、霜降	46	西
乾宫	六	新洛之宫 （天门）	立冬、小雪、大雪	45	西北

音律

第六章

第一节　律学的起源与发展

一、音律的起源

乐音的音阶中，每个音高都有一定的规律，名为"音律"。"律"就是指构成音阶的每个音，同时也指选择构成音阶的各个音的规律。

中国乐律的制定，相传是从距现在四千多年以前的黄帝时代开始的。据《吕氏春秋·古乐篇》的记载：

"昔黄帝令伶伦作为律，伶伦自大夏之西，乃之阮隃之阴，取竹于嶰（读音 xiè）溪之谷，以生空窍厚均者，断两节间，其长三寸九分，而吹之，以为黄钟之宫，吹曰舍少。次制十二筒，以之阮隃之下，听凤凰之鸣，以别十二律。"

【评注】这就是"伶伦凤律"的典故。传说黄帝让伶伦制定声律，伶伦在嶰溪之谷截取良竹，以其声为黄钟之宫。又做十二筒，按凤凰的鸣叫声定为十二律。后以此典指善知音律的人，也用以形容优美的音乐或精美的笛、箫。

由于我国历史悠久，许多在上古时代已经沿用很久而确实年代无法查考的东西，常传说起源于黄帝。但是十二律的全部名称，在公元前的《国语》里已有完全的记载。据述，公元前第六世纪时有个乐官伶州鸠，曾把十二律的名称，即黄钟、大吕、太簇、夹钟、姑洗、仲吕、蕤宾、林钟、夷则、南吕、无射、应钟，一一例举，并把它们的出现和周武王伐纣（公元前 1066 年）的时候相联系起来（《国语·周语》）。这说明我国律学的起源很早。

【评注】很多现代人以为音律是从西方传过来的，这是完全不了解我们的中国传统文化的历史，中国古代先人几千年以前就已经认识到了十二个音阶。

关于音律的起源，在古代有两种说法，一种是生于天"气"；一种是生于人心。音律生于天"气"说，依据的是声音和气的关系，见于《左传·昭公元年》曰：天有六气，降生五味，发为五色，征为五声。而音律生于人心说见于《礼记》："乐者，音之所由生也，其本在人心之感于物也。"《吕氏春秋·音初》有云："音成于外而化于内。"《史记·乐书》也云："情动乎中，故形于声，声成文谓之音。"音律是从人心取得其内容，从自然存在取得其形式。即音是自然界的物体及人内部状态的表现，反过来，通过这个表现，便可推知他们的内部状态。唐代著名的史学家司马贞在《史记索隐》说："气强则声强，声强则其众劲。律者，所以通气，故知吉凶也。"所以中医四诊中的"闻"或许也与此有关。

十二律吕产生的基础是"飞灰候气法"：将芦苇的薄膜烧制成灰，放入代表十二音阶的乐管内，埋于密室地下。冬至一阳来复时，最长的乐管"黄钟"内的灰便自动飞出，此后每经一个气（节气分节和气），依次会有一个乐管的灰飞出，古称"葭管飞灰"。全部十二个管子的灰飞完后，又回到第一个管子，第一个管子的灰又飞出来了，这个时候，就发现十二个管子飞灰下来恰恰可以作为定一年时间的度量单位。

古代先人把不同音频的乐音同一年中的不同时令，同该时令的气候、物候联系起来。二十四节气、七十二候不过是天"气"在一个回归年中有二十四种或七十二种表现，同时造成了不同季节中声色味的不同。因此，五音、十二律吕可以说是关于"气"

的量化的另一种表达。

此外《吕氏春秋·仲夏纪》有云："仲夏之月：日在东井，昏亢中，旦危中。其日丙丁。其帝炎帝。其神祝融。其虫羽。其音徵。律中蕤宾。其数七。"这里面提到了"其音徵。律中蕤宾"，可见音律早期的实际应用。

二、律学的发展

根据我国古代音乐学的发展规律看，应当是五声早于七声，它们和十二律，都可能在公元前11世纪时就已经形成了。"自殷以前，但有五声"（唐·杜佑《通典》），"律管十二，其声有五：宫、商、角、徵、羽"（《太公六韬》）。

【评注】《说文》有云：宫，室也。刘歆云：宫，中也，居中央，唱四方，唱始施生为四声纲也。段注：宀绕其外，吕居其中也。吕者，脊骨也，居人身之中者也。《汉书·律历志》说："宫，中也，居中央，畅四方。"为音唱的开始，为四声的总纲。

商，行贾也。《汉书·律历志》："商，章也，物成熟可章度也……商从章声。"

角，兽角也，象形，角与刀鱼相似，《释名》：角者，触也，物触地而出戴芒角也。

徵，祉也，物盛大而繁祉也。祉同止。

羽，鸟长毛也。段注：长毛别于毛之细缚者，引申为五音之羽。《晋书·乐志》云：羽，舒也。阳气将复，万物孳育而舒生。

七声的名称，是除上述五声外，加两个变声，即"变徵""变宫"。在七声基础上，由于转调的需要，就发生了十二律。现将十二律与五声音阶、七声音阶的配合列表于下。

表21　十二律与五声、七声音阶的配置

编　号	.1	.2	.3	.4	.5	.6	.7	.8	.9	.10	.11	.12	.i
十二律名	黄钟	大吕	太簇	夹钟	姑洗	中吕	蕤宾	林钟	夷则	南吕	无射	应钟	清黄钟
相当于西名	c	$^{\#}c$	d	$^{\#}d$	e	f	$^{\#}f$	g	$^{\#}g$	a	$^{\#}a$	b	c^1

编　号	.1	.2	.3	.4	.5	.6	.7	.8	.9	.10	.11	.12	.i
五声音阶	宫		商		角			徵		羽			清宫
七声音阶	宫		商		角			变徵徵		羽			变清宫宫
	徵	羽			变宫宫			商		角			变清徵徵

　　表中所谓"变"，是降低半音之意，"变宫"就是比"宫"音低半音的音，其余同。"清"是升高一个八度，"清宫"是比"宫"音高八度的音。其余同。

　　以宫音为主音的，称为"五声宫调"或"七声宫调"，其余类推。黄钟可以为宫，其他各律均可"旋相为宫"（《礼记·礼运篇》）进行转调，构成各种调式。我国古代定律，由黄钟出发，如欧洲定律，由 C 音出发一样。黄钟音的高度，在各个历史时期有所不同，约自 #C^1 至 a^1 之间，定律器也在进步中。

　　什么是定律器？在用各种管、弦等乐器同时演奏时，就需要有一个标准音高（现在物理学上的标准音高取 C^1=256 赫兹），在没有音义的古代，是用具有一定长度和大小的律管所发出的音作为黄宫音的标准高度。这种标准律管，可称为定律器。

　　在确定定律器时，亦经过了一个简单到复杂，由一般到精确规定的逐步改进过程：如规定黄钟宫音的律管长"三寸九分"（《吕氏春秋·仲夏纪古乐篇》），而后又规定"长九寸，孔径三分，围九分"（《月令章句》）。

　　这说明古人知道管音不仅与长度有关，而且与孔径有关。在当时，这是很严格的规定，这种规定都有一定的具体数字：如十二律管不仅有长短之数，还有实积之数，周径之数，清浊之数。沈括说："所谓实积之数者，黄钟管长九寸，径九分，以黍实其中，其积九九八十一，此实积之数也。林钟长八寸，径九分，八九七十二，余律准此。所谓长短之数者，黄钟九寸，三分损一，下生林钟，长六寸；林钟三分益一，上生太簇，长八寸。此长短之数。余皆准此。所谓周径之数者，黄钟长九寸，围九分；林钟长六寸，亦围九分（十二律管皆围九分），余律准此。所谓清浊之数者，黄钟长九寸为正声。一尺八寸为黄钟浊

宫，四寸五分为黄钟清宫（倍而长者为浊宫，倍而短者为清宫）。余律准此。"（《梦溪笔谈》卷二《象数》）

"黍"是一年生的草本植物，果实叫"黍子""糜子"。古代用黍百粒排列起来，取其长度作为一尺的标准，叫做"黍尺"，用以制定乐律尺度的叫"律尺"。以黄钟律的管长可横黍八十一粒，所以黄钟律的管长为八寸一分。

我国人民很久之前就把度量衡和音律联系在一起。如《尚书·舜典》载有"同律度量衡"，《史记·律书》载有"王者制事立法，物度轨则壹禀于六律"，《汉书·律历志》更载有以固定音调的竹管乐器的管长为长度的标准，以及以管的容积和管内所能盛的黍的重量作为容量和重量的标准："度者……本起黄钟之长"，"量者……本起黄钟之龠（读音 yuè，古代一种容积的名称。六十黍为圭，四圭为撮，五撮为一龠。黄钟律龠容千二百黍，二龠为合，十合为升）。"权者……本起于黄钟之重"（秬黍千二百粒是为一龠，二龠为合，合重古之一两）。张景岳引欧阳子说："造律者以黍。一黍之广积为分寸，以著于度。一黍多少积为圭合，以著于量。一黍铢两，积为轻重，以著于权衡。三者皆起于黄钟，故曰（黄钟）为万事之本。"（《类经附翼·律原》）可见古代度量衡都以黄钟作为标准的。

【评注】人的基音为五，律、吕之数各为六，其中六律为阳、六吕属阴，《史记·律书》有云："六律为万事根本"，《汉书·律历志》也说"以律起历"，为什么律吕如此重要呢？这或许是因为气虽分三阴三阳，但三阴三阳之中的阴气阳气具体量化为多少尚不得而知。但是当音与律结合后，律管长度的比例数及计算规则是不变的，也就是三分损益法，即作为音基的黄钟律是根据实践确定的，《淮南子·天文训》曰："黄钟之律九寸而宫音调，因而九之，九九八十一故黄钟之数立也。"因此，古人由于音律量化的严格而可以推想和规定阴阳的"气之多少"，正如《汉书·律历志》说："太极元气，函三为一。极，中也。元，始也。行于十二辰，始动于子。参之以丑，得三。又参之于寅，得九。又参之于卯，得二十七……又参之于亥，得十七万七千一百四十七。此阴阳合德，气钟（终）于子，化生万物者也。"

三、最早的乐律计算法——三分损益法

我国古代的律学，大约产生于春秋战国时期。首次记载见于《管子·地员篇》）："凡将起五音，凡首，先主一而三之，四开以合九九，以是生黄钟小素之首，以成宫；三分以益之以一，为百有八，为徵；不无有三分而去其乘，适足以是生角；有三分而复于其所，以是生羽；有三分去其乘，适足以是成角。"此段文字中，个别字含义不清，但综观其文意，计算法是清楚的，这就是"三分损益法"。

【评注】《管子·地员篇》中的这段话的大概意思是说：生五音律的方法为首先取一的三倍，将之四次自乘（即3的4次方）即为九九相乘之数81。这就是黄钟宫音之律数。然后将黄钟宫音之律数分成三等份，再加上一份（即为黄钟宫音之律数除以三，然后再乘以四）得108数，108就为徵音的律数；再将徵音的律数108分成三等份，去掉一份（即取108的三分之二）而得72数；72是为商音的律数；再将商音的律数分成三份，再加一份而得96，96就是羽音的律数。最后将羽音律数96再分为三等份，取其二份得64，即为角音律数。

这种方法产生五个音，构成五声音阶，据此记载，此五声音阶推算如下。

令黄钟宫音的弦长为 $3^4=9 \times 9=81$，则：

徵音的弦长为 $81 \times 4/3=108$；

商音的弦长为 $108 \times 2/3=72$；

羽音的弦长为 $72 \times 4/3=96$；

角音的弦长为 $96 \times 2/3=64$。

将上述五个音依其弦长大小排列如下：

徵 108　羽 96　宫 81　商 72　角 64

可见这是五声徵调的音阶，其他四音对主音徵的频率比是：徵：羽：宫：商：角 $=1 : 9/8 : 4/3 : 3/2 : 27/16$

我们从三分损益法本身可以看到，这五个音的弦长比均为 2/3（三分损一）或 $4/3=2/3 \times 2$（三分益一）。因弦长与频率成反比，所以它们之间的频率比均为 3/2（即五度）或其倍数。因此，三分损益法得出的五声音阶实际上是由许多个相差五度的音组成的。可见，三分损益法就是五度相生法。

【评注】为帮助读者理解三分损益法，我们来打个比方，用一根长度为 8.1 寸的弦，这根弦所发出的音就是黄钟音，然后我们在黄钟音的 2/3 的地方弹一下，这就可以得到了林钟音，再取林钟音的 4/3 就得到了太簇，再取太簇的 2/3 就得到了南吕，再取南吕的 4/3 就得到姑洗……以此类推，这种音的生成方法就是"三分损益法"。在西洋音乐理论中称之为"五度相生律"。

《管子》记载的三分损益法是物理学应用数学的最早的例证，也是在似乎是相去甚远的两门学科——音乐学和数学之间建立起联系的明证。

四、十二律的计算法——隔八相生

在五声音阶的基础上，后来根据同样的法则，定出七个音，就是五音再加上变徵与变宫两个半音，组成七声音阶。更为了变调的需要，又加上了一些半音，使在一均（一个八音度）之间，包含十二个音，成为所谓十二律（表 21）。

关于十二律计算方法的记载，以《吕氏春秋》（公元前 3 世纪）为最早。在这部书的《季夏纪·音律篇》记载着："黄钟生林钟，林钟生太簇，太簇生南吕，南吕生姑洗，姑洗生应钟，应钟生蕤宾，蕤宾生大吕，大吕生夷则，夷则生夹钟，夹钟生无射，无射生中吕。三分所生，益之一分，以上生；三分所生，去其一分，以下生。黄钟、大吕、太簇、夹钟、姑洗、中吕、蕤宾为上；林钟、夷则、南吕、无射、应钟为下。"

十二律的音序，依次为：黄钟、大吕、太簇、夹钟、姑洗、中吕、蕤宾、林钟、夷则、南吕、无射、应钟，十二律终而复始。这里所谓的"黄钟生林钟，林钟生太簇……"都是第一律与第八律顺次相生。所以叫做"隔八相生"法，又叫做"八八为伍"。《汉书·律历志》："阴阳相生，自黄钟始，而左旋，八八为伍。"（图 29）

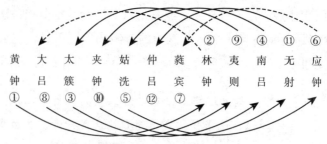

图29 十二律隔八相生

说明：1.箭头从左至右，表示"下生"，从右至左，表示上生。
2.虚线箭头表示连续二次上生。

【评注】先看下图，在子位上把黄钟作为基音，其余按音顺序顺时针在每一个地支上写上各律名。"隔八相生"的生律过程就是按顺时针方向数八，如子为黄钟数一，接着数二为大吕，三为太簇，四为夹钟，五为姑洗，六为仲吕，七为蕤宾，八为林钟，数到八即定一律，林钟就在未这个地方产生了。再由林钟起一，夷则二，

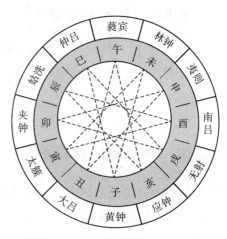

注图16 十二律与十二支相配图

南吕三，无射四，应钟五，黄钟六，大吕七，太簇八，太簇律就定出来了。再接着从太簇数起数一，数到八的南吕，即定出南吕律。其余各律以此类推。这就是所谓的："黄钟生林钟，林钟生太簇，太簇生南吕，南吕生姑洗，姑洗生应钟，应钟生蕤宾，蕤宾生大吕，大吕生夷则，夷则生夹钟，夹钟生无射，无射生仲吕。"

"阴阳相生"就是阳律生阴吕、阴吕生阳律之义。如黄钟的阳律生阴吕的林钟，林钟又生阳律的太簇等等。沈括说："自子至巳，为阳律、阳吕；自午至亥，为阴律、阴吕。凡阳律、阳吕皆下生；阴律、阴吕皆上生。故'巳'方之律谓之中吕，言阴阳至此而中也（中吕当读如本字，作"仲"非也）。至'午'则谓之蕤宾，阳常为主，阴常为宾。蕤宾者，阳至此而为宾也。纳音之法（产生音律之法）自黄钟相生，至于中吕而中，谓之'阳纪'；自蕤宾相生，至于应钟而终，谓之

'阴纪'。盖中吕为阴阳之中，子午为阴阳之分也。"(《梦溪笔谈》卷五《乐律》)。

十二律阴纪阳纪与律吕阴阳见图30。

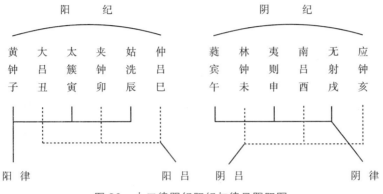

图30　十二律阴纪阳纪与律吕阴阳图

所谓"三分所生，益之一分，以上生；三分所生，去其一分，以下生"，就是前面谈过的"三分损益法"，"上生"（三分益一）就是将原来的弦长乘以4/3，也就是将频率改为原来的3/4，用音程数来表示就是减少498分［百分之一等半音程值（注），以下都用同样的单位］；如果我们二倍它的频率，就是在原来的音程值上加上1200，使它升高一均，以便插入同一八度之内，结果是 −498+1200=702，实际就等于增高音程702，也就是将原来的音增高五度，而得到另一个音。同理，"下生"（三分损一）就是将原来的弦长乘以2/3，也就是将频率改为原来的3/2，用音程值来表示，就是增加702，也还是将原来的音增高五度，而得到另一个音。为了使由这个算法所生的各律都纳入一均之内，如果它们的音程超过了1200，也可以比照上面所说的方法减去1200，或它的整倍数。现将根据这种算法所生十二律列表如下（表22）。

表22　三分损益十二律

律名		音名	律长的二倍（尺）	相邻两律间的音程值	相邻两音间的音程值
古名	今名				
黄钟	f	宫	0	114	204
大吕	#f		114	90	
太簇	g	商	204	114	204
夹钟	#g		318	90	

律名		音名	律长的二倍（尺）	相邻两律间的音程值	相邻两音间的音程值
古名	今名				
姑洗	a	角	408	114	204
中吕	#a		522	90	
蕤宾	b	变徵	612	90	90
林钟	c¹	徵	702	114	204
夷则	#c¹		816	90	
南吕	d¹	羽	906	114	204
无射	#d¹		1020	90	
应钟	e¹	变宫	1110		

从表22可以看出，古代十二律中，各律顺次只有两种不同的音程，一是114音分，另一种是90音分，它们组成了204音分的大全音，90音分的古代小半音和114音分的古代大半音。古代大半音和古代小半音之差为24音分。这称为"古代音差"。

实际上这种定律的方法，并不一定要按照"三分损益""上生下生"，因为它在实质上是每相隔五度就定一音。例如，由林钟702+702=1404，1404-1200=204就得出太簇的音程值，也就是每顺次八个律之间相差五度，或者说顺第一律与第八律之间的音程值都是702，因此，"三分损益法"也可以简化为"五度相生法"。

〔注〕各音相互间的频率的比率叫做"音程"，用对数表示的音程的大小叫做"音程值"。"百分之一等半音程值"这种方法是以1200作为八度音程的值，而将一个八度的音程值（$\log^2$）分成1200等份，每一份叫做一"分"，作为一种音程的单位。用这种单位来表示任何一音程的值，可利用下列的关系来求得。

$$\frac{1}{1200}\log 2 = \frac{1^1}{Xn}\log 2 \ \text{即} \ Xn = \frac{\log n}{\log 2} \times 1200$$

式中 n 表示任一音程的频率比率。

Xn 表示所求该音程值的"百分之一等半音程值"。

五、六十律与十二平均律

当以隔八相生和三分损益法生到第 12 次（即第 13 律）时，第 13 律理应还原为清黄宫（音程值 1200 音分），但是从中吕再上升一个五度的实际结果却是：

522（中吕）+ 702（五度）=1224。

比清黄宫高出 24 音分，即高一个古代音差：可见这样的十三个音不能真正组成一个完整的八度。用什么办法消除这古代音差呢？

汉元帝（公元前 48—32 年在位）时，郎中京房（字君明，公元前 77—37 年）创 60 律，他企图在一个音阶中，以增加律数的办法来消除这一古代音差。《后汉书·律历志》记载说：

"元帝时，郎中京房，知五声之音，六律之数，上使太子少傅韦元成等，问房于乐府。房对：受学焦延寿六十律相生之法，以上生下，皆三生二；以下生上，皆三生四：阳下生阴，阴上生阳，终于中吕，而十二律毕矣：中吕上生执始，执始下生去灭，上下相生，终于南事，而六十律毕矣……"

可见京房的六十律相生之法，也是按三分损益法进行的：自京房创 60 律后，到 5 世纪（南北朝宋元嘉期间）时的钱乐之，6 世纪（南北朝梁朝）时的沈重，他们依京房定律法，一直推算到 360 律（《隋书·律历志》）以符合周天 360 度。总之，用以上方法所产生的律，都是不平均律。由于其相邻两律间的音程不一致，就不利于音乐上的转调，科学地解决这一问题，提出十二平均律，是世界律学史上一大发明创造，而这应归功于我国明朝的朱载堉。

早从汉代起，我国就已有多弦共用若干横柱的弹弦乐器，如"卧箜篌""琵琶"（汉代的琵琶即今天的阮）。用同一套柱位，在高低不同的多弦上分隔音位，就在大小全音和大小半音间起到了折中统一作用，这就是平均律。后世一直在应用的琵琶类，就是一直在用平均律。

朱载堉（公元 1536—1614 年）是我国明代的乐律理论家、声学家、数学和历学家。他的著作有 13 种近百卷，全部收集在《乐律全书》中，其中阐明十二平均律的《律学新说》完成于 1584 年。他大胆地提出了现今乐器上通用的十二平均律，为今天的键盘乐器（如钢琴、风琴等）的创制打下了声学理论基础。

朱载堉在《律吕精义》内，将其 1584 年在《律学新说》中完成的十二律的理论概述道：

"命平方一尺为黄钟之率，东西十寸为勾，自乘得百寸为勾幂；南北十寸为股，自乘得百寸为股幂；相并，共得二百寸为弦幂。乃置弦幂为实，开平方法除之，得弦一尺四寸一分四厘二毫……为方之斜，即园之径，亦即蕤宾倍律之率；以勾十寸乘之，得平方积一百四十一寸四十二分……为实，开平方除之，得一尺一寸八分九厘二毫……即南吕之律；……盖十二律黄钟为始，应钟为终，终而复始，循环无端。是故新法不用三分损益，别造密律，其详如下……"

上述朱载堉的十二平均律计算法实质如下：

设黄钟律长的二倍为：1+1=2，则，

蕤宾律长的二倍：

$$\sqrt[2]{1^2+1^2} = \sqrt[2]{2} == 1.4142$$

南吕律长的二倍：

$$\sqrt[2]{1 \times \sqrt[2]{2}} = \sqrt[4]{2} == 1.1892$$

应钟律长的二倍：

$$\sqrt[3]{1 \times 1 \times \sqrt[4]{2}} = \sqrt[12]{2} == 1.0595$$

现将他的计算结果列于下表（表 23）。

表 23　朱载堉的十二平均律

律名	音名	律长的二倍（尺）	对主音的音程值（分）	相邻两律间的音程值（分）	相邻两音间的音程值（分）
黄钟	宫	2.000	0		
大吕		1.8877	100	100	200
				100	
太簇	商	1.7818	200	100	200
夹钟		1.6818	300	100	
姑洗	角	1.5874	400	100	200
中吕		1.4983	500	100	
蕤宾	变徵	1.4142	600	100	100
林钟	徵	1.3348	700	100	

律名	音名	律长的二倍 （尺）	对主音的音程值 （分）	相邻两律间的 音程值（分）	相邻两音间的 音程值（分）
夷则		1.2599	800	100	200
南吕	羽	1.1892	900	100	
无射		1.1225	1000	100	200
应钟	变宫	1.0595	1100	100	
（黄钟）	（宫）	1.000	1200	100	100

朱载堉的发现（1584 年）比欧洲最早提出十二平均律的梅尔生（Marie Mersenne，成书于 1636 年）要早 52 年。并受到德国杰出的物理学家赫尔姆霍茨（1821—1894 年）的高度评价（刘复．国立中央研究院《庆祝蔡元培先生 65 岁论文集》，279–310．）

[以上参考：戴念祖．我国古代的声学．科学通报，1976（4）：166．；廖宅仁．中国古代乐律介绍．物理通报，1958（6）：326．]

第二节　音律与阴阳五行天干地支的配合

张景岳说："律乃天地之气，人之中声也。律由声出，音以声生，《礼》曰：声成文谓之音，音之数五，律之数六，分阴分阳，则音以宫商角徵羽分太、少（音有高低，故分太少，如宫有太宫、少宫，少宫是宫的高八度音。其他类此）而为十，故音以应日。律以黄钟、太簇、姑洗、蕤宾、夷则、无射为阳，是为六律；林钟、南吕、应钟、大吕、夹钟、仲吕为阴，是为六吕，合而言之，是为十二律。故律以应辰（十二地支）。一律所生，各有五音，十二律而生六十音，因而六之，六六三百六十音，以当一岁之日。故曰律历之数，天地之道也。"（《类经附翼·律原》）

古人把十二支分配十二个月，又把十二个月与音乐的十二律相配，名为"月律"。如十一月子为黄钟；十二月丑为大吕；正月寅为太簇；二月卯为夹钟等等。十二律与十二月相配而成月律，所以也和十二辟卦相合（十二辟卦参看图19）。张景岳引郑世子说："按阳律生阴，下生，阴律生阳，上生……十二律吕，各照方位，在子午以东属阳，子午以西属阴。是故子，黄钟，一阳复卦（䷗）；丑、大吕，二阳临卦（䷒）；寅、太簇，三阳泰卦（䷊）；卯、夹钟，四阳大壮卦（䷡）；辰、姑洗，五阳夬（guài）卦（䷪）；巳、仲吕，六阳乾卦（䷀）；午、蕤宾，一阴姤卦（䷫）；未，林钟，二阴遁卦（䷠）；申、夷则，三阴否卦（䷋）；酉、南吕，四阴观卦（䷓）；戌、无射，五阴剥卦（䷖）；亥、应钟，六阴坤卦（䷁）。乾为老阳，故仲吕亢极不生（十二律相生到仲吕为终）。坤为老阴，故应钟极短为止。大吕、夹钟、仲吕三吕，以阴居阳，故皆属阳；蕤宾、夷则、无射三律以阳居阴，故皆属阴。凡律清者皆上生（律管短则音清而高），浊者皆下生（律管长则音浊而低）。"（《类经附翼·律候阴阳相生》）

【评注】有学者认为，先秦以前或许曾一度流行过一种律吕纪月法。在《吕氏春秋·音律》中就有"黄钟之月，土事无作，慎无发盖，以固天闭地，阳气且泄。大吕之月，数将几终，岁且更起……"的记载。

现存文献，也有很多题跋落款用此纪月法，譬如"同治著雍执徐岁蕤宾月上浣谷旦""光绪辛丑年姑洗月重刊""大清同治玖年姑洗月吉日"等等。

为方便大家学习，制作了十二律与十二地支纪月的配应表（注表 44）。

注表 44　十二律与十二地支纪月配应表

十二律	黄钟	大吕	太簇	夹钟	姑洗	仲吕
地支纪月	子	丑	寅	卯	辰	巳
十二律	蕤宾	林钟	夷则	南吕	无射	应钟
地支纪月	午	未	申	酉	戌	亥

十二律吕的名称同时也表示着"地气"在不同时期的不同表现和不同作用。在《汉书·律历志》中对十二律解释得比较细致。

（1）黄钟：黄者，中之色，君之服也；钟者，种也。天之中数五，五为声，声上宫，五声莫大焉。地之中数六，六为律，律有形有色，色上黄，五色莫盛焉。故阳气施种于黄泉，孳（滋）萌万物，为六气元也。以黄色名元气律者，著宫声也。宫以九唱六，变动不居，周流六虚。始于子，在十一月。

（2）大吕：吕，旅也，言阴大，旅助黄钟宣气而牙（芽）物也。位于丑，在十二月。

（3）太族（簇）：族（簇），奏（凑）也，言阳气大，奏（凑）地而达物也。位于寅，在正月。

（4）夹钟，言阴夹助太族（簇）宣四方之气而出种物也。位于卯，在二月。

（5）姑洗：洗，洁也，言阳气洗物辜洁之也。位于辰，在三月。

（6）中（仲）吕：言微阴始起未成，著于其中旅助姑洗宣气齐物也。位于巳，在四月。

（7）蕤宾：蕤，继也，宾，导也，言阳始导阴气使继养物也。位于午，在五月。

（8）林钟：林，君也，言阴气受任，助蕤宾君主种物使长大茂盛也。位于未，在六月。

（9）夷则：则，法也，言阳气正法度而使阴气夷当伤之物也。位于申，在七月。

（10）南吕：南，任也，言阴气旅助夷则任成万物也。位于酉，在八月。

（11）亡（无）射：射，厌也，言阳气究物而使阴气毕剥落之，终而复始，亡（无）厌已也。位于戌，在九月。

（12）应钟：言阴气应亡（无）射，该臧（藏）万物而杂阳阂种也。位于亥，在十月。

五音与五行相合。"角者触也"，由阳气触动而发生，木亦是春阳之气发动而生者，所以角为木之音；"徵者止也"，阳盛而极，物盛则止，火为盛阳之象，司炎暑之令，所以徵为火之音；"宫者中也"，为中和之义，惟土居中央，化生万物，所以宫为土音；"商者强也"，为坚强之义，五行的金性最坚强，所以商为金之音；"羽者舒也"，阴尽阳生，万物将舒，惟水令具有这种生机，冬尽春回，水能生木，所以羽为水之音。沈括说："角者物之始也，徵者物之盛，羽者物之终。"（《梦溪笔谈·乐律》）也是这个意思。

所以，在运气学说中，五音分别建于五运十干之中。如宫为土音建于土运，在十干为甲己；商为金音，建于金运，在十干为乙庚；羽为水音，建于水运，在十干为丙辛；角为木音，建于木运，在十干为丁壬；徵为火音，建于火运，在十干为戊癸。《内经》："在地为木……在音为角"，"在地为火……在音为徵，""在地为土……在音为宫"，"在地为金……在音为商"，"在地为水……在音为羽"。（《素问·阴阳应象大论》）这是中国医学文献中五音配五行的最早记载。

第三节　五音十二律与现代乐音的配合

十二律的管长数字，在《淮南子》中祇说是黄钟之数八十一，大吕七十六，太簇七十二，夹钟六十八，姑洗六十四，仲吕六十，蕤宾五十七，林钟五十四，夷则五十一，南吕四十八，无射四十五，应钟四十二。

以上十二数，除黄钟、太簇等五个本是整数外，其余七个数都是略去分数，只说相近的整数而已。张耀宣说："以上五数：八十一（黄钟）为宫，七十二（太簇）为商，六十四（姑洗）为角，五十四（林钟）为徵，四十八（南吕）为羽，五数都是整数，与西乐的do、ra、mi、so、la是完全相合的。我国的七弦琴，第三弦是八十一丝合成，第四弦七十二丝，第五弦六十四丝，第六弦五十四丝，第七弦四十六丝，也是取法于宫商角徵羽的。"（图31）"应钟之管……于律为变宫，也就是西乐的 ci。""蕤宾之管……于律为变徵，也就是西乐的 fa，到这里西乐的七音就全备了。""是为大吕之管，也就是风琴上第一黑键 do 半音。""是为夷则之管，也就是风琴上第四黑键 so 半音。""是为无射之管，也就是风琴上第五黑键 la 半音。""是为中吕之管，也就是风琴上第三黑键 mi 半音"（图32）（张耀宣，《阴阳五行资料》上篇）

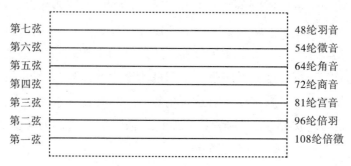

第七弦	48纶羽音
第六弦	54纶徵音
第五弦	64纶角音
第四弦	72纶商音
第三弦	81纶宫音
第二弦	96纶倍羽
第一弦	108纶倍徵

图31　琴弦纶数合五音图

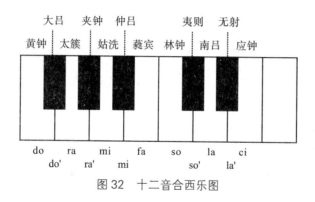

图 32　十二音合西乐图

【评注】宫、商、羽、徵、角五个音阶，及其以它们各自为主谱写的调式或乐曲，不仅具有不同的物理声学特征，而且可以引发人体不同的心理感受。具体到人体生命与律历的结合，《素问·阴阳应象大论》中说："人有五脏化五气，以生喜怒悲忧恐。"而五音与脏腑的五种情志变化具有"同声相应"的规律，即"肝，在音为角（可用简谱记为"3"），在志为怒；心，在音为徵（可用简谱记为"5"）；在志为喜；脾，在音为宫（可用简谱记为"1"），在志为思；肺，在音为商（可用简谱记为"2"），在志为忧；肾，在音为羽（可用简谱记为"6"），在志为恐。"

第四节　纳音

一、纳音的起源与涵义

纳音就是把宫、商、角、徵、羽五音纳到六十花甲子里边去，也是一种推算六十律的方法。沈括说："六十甲子有纳音，鲜原其意。盖六十律旋相为宫法也。一律合五音，十二律纳六十音也。"（《梦溪笔谈·乐律》）

日本冈本为竹说："纳音之法，不知始于何代，创于何人。《历法通书》中虽说七国时鬼谷子王诩所作，但也难于置信。并且纳音之法，本是为了什么用途而设置的，这个问题也不得而知。现行历本中，在每日的干支之下，又夹记五行，与纳音相合，这到底是做什么用的，亦不可知。临川吴氏说：疑末世术家，猥琐之所为也。"（《运气论奥谚解》）

今按纳音虽不属于医学，为《素问》《灵枢》所无，但与阴阳五行、干支音律的关系非常密切，自宋代刘温舒的《运气论奥》至明代张景岳的运气诸篇，均收载有纳音之说，故附此以供参考。

二、纳音的方法

沈括说："纳音之法，同类娶妻，隔八生子（此《汉志》语也）。此律吕相生之法也。五行先仲而后孟，孟而后季，此遁（同"循"）甲三元（术数家以六十为一甲子，第一甲子为"上元"，第二甲子为"中元"，第三甲子为"下元"，合称三元）之纪（次序）也。甲子金之仲（五行与五音相配，商属金，故甲子金之仲叫黄钟之商）同位娶乙丑（大吕之商。同位谓甲与乙，丙与丁之类，下皆仿此）。隔八下生壬申，金之孟（夷则之商。隔八，谓大吕下生夷则也。下皆仿此）。壬申同位娶癸酉（南吕之商），隔八上生庚辰，金之季（姑洗之商，此金三元终）。庚辰同位娶辛巳（仲吕之商），隔八下生戊子，火之仲（黄钟之徵。金三元终，则左行传南方火也）。戊子娶己丑（大吕之徵），生丙申，火之孟（夷则之徵）。丙申娶丁酉（南吕之徵），生甲辰，火之季（姑洗之徵）。甲辰娶乙巳（中吕之徵）生壬子，木之仲（黄钟之角。火三元终，则左行传于东方木）。如是左行至于丁巳，中吕之宫，五音一终。复自甲午金之仲，娶乙未，隔八生壬寅，一如甲子之法，终于癸亥（谓蕤宾娶林钟，上生太簇之类）……"（《梦溪笔谈·乐律》）

这是说：纳音的方法，类似娶妻，隔八产生一个新律。这是律吕相生的方法。金、木、水、火、土五行，先仲而后孟，孟以后是季，这是遵循甲三元的顺序进行的。甲子为金之仲，同位娶乙丑，隔八下生壬申金之孟。壬申同位娶癸酉，隔八上生庚辰金之季。庚辰同位娶辛巳，隔八下生戊子火之仲。戊子娶己丑，生丙申火之孟。丙申娶丁酉，生甲辰火之季。甲辰娶乙巳，生壬子木之仲。按这种方法，向左运行至丁巳，中吕之宫，宫、商、角、徵、羽五音到此都产生出来了。再从甲午（蕤宾）金之仲，娶乙未（林钟），隔八生壬寅（太簇），同甲子娶乙丑隔八生壬申的方法一样，最后结束在癸亥。此段隔八相生的举例（表24）。

表 24　六十律隔八相生

甲子金之仲同位娶乙丑（金之仲）　　　隔八下生壬申　　　壬申同位娶癸酉，隔八上生庚辰（金之孟）

甲子金之仲	乙丑	丙寅	丁卯	戊辰	己巳	庚午	辛未	壬申金之孟	癸酉	甲戌
黄钟商	大吕商	太簇商	夹钟商	姑洗商	仲吕商	蕤宾商	林钟商	夷则商	南吕商	无射商

庚辰同位娶辛巳（金之季）　　　隔八下生戊子（金三元终，戊子娶己丑，生丙申）（火之仲）

乙亥	丙子	丁丑	戊寅	己卯	庚辰	辛巳	壬午	癸未	甲申	乙酉	丙戌	丁亥	戊子火之仲
应钟商	黄钟商	大吕商	太簇商	夹钟商	姑洗商	仲吕商	蕤宾商	林钟商	夷则商	南吕商	无射商	应钟商	黄钟徵

丙申娶丁酉 火之孟　　　隔八下生甲辰　　　（火之季）

己丑	庚寅	辛卯	壬辰	癸巳	甲午	乙未	丙申火之孟	丁酉	戊戌	己亥	庚子	辛丑	壬寅	癸卯	甲辰
大吕徵	太簇徵	夹钟徵	姑洗徵	仲吕徵	蕤宾徵	林钟徵	夷则徵	南吕徵	无射徵	应钟徵	黄钟徵	大吕徵	太簇徵	夹钟徵	姑洗徵

【评注】所谓"隔八生子"就是把十二律按照音高从低到高进行排序，每隔八位相生。所谓"同位娶妻"就是甲乙（五行属木，甲为阳木，乙为阴木），丙丁（五行属火），戊己（五行属土），庚辛（五行属金），壬癸（五行属水）所属五行相同，一个属阴一个属阳犹如夫妻，犹如甲子娶乙丑。

此外，纳音五行的顺序是金、火、木、水、土（这个顺序采用的是洛书逆时针旋转的顺序），在这里五音始于金，金传火，火传木，木传水，水传土。干支纳音采取"同位娶妻，隔八生子"之法求出。同一五行按照"仲孟季"的顺序原则，下面举例说明"同类娶妻，隔八生子"之法。

首先甲子为金之仲。甲子娶同位之乙丑，然后从乙丑开始数，第八位为壬申（乙丑1，丙寅2，丁卯3，戊辰4，己巳5，庚午6，辛未7，壬申8），壬申就为金之孟。壬申娶同位之癸酉，再从癸酉起开始数，第八位生庚辰（癸酉1，甲戌2，乙亥3，丙子4，丁丑5，戊寅6，己卯7，庚辰8），庚辰就为金之季。这样数下来金之仲孟季足就到齐了。

然后庚辰娶同位之辛巳，再从辛巳开始数，到第八位为戊子（辛巳1，壬午2，癸未3，甲申4，乙酉5，丙戌6，丁亥7，戊子8），戊子就为火之仲（注意是金、火、木、水、土的顺序相生，而同一五行则需要按照"仲孟季"的顺序走完一遍）。接下来就是戊子娶同位之己丑，从己丑数第八位为丙申（己丑1，庚寅2，辛卯3，壬辰4，癸巳5，甲午6，乙未7，丙申8），丙申就为火之孟。下面丙申娶同位之丁酉，丁酉开始数第八位为甲辰（丁酉1，戊戌2，己亥3，庚子4，辛丑5，壬寅6，癸卯7，甲辰8），则甲辰就为火之季。这样一来火之仲孟季就到齐了。下面的木水土的仲孟季相生之法以此类推。总之，先是金之仲孟季，再火之仲孟季，然后木之仲孟季，再然后水之仲孟季，最后为土之仲孟季。

所谓"同类娶妻"就是以相连的二对甲子，一阳一阴为一对夫妻，同纳一音。如甲子（阳）、乙丑（阴）同纳商音，也就是同纳金音。"隔八生子"就是从甲子、乙丑一对夫妻开始，每隔八位纳一音：同一音连纳三次（仲、孟、季，也就是上、中、下），转入下一个音阶。照这样推算方法，六十甲子中必有四个同纳于同类之音的。于是六十甲子就可以分成十五类。但五音只有五数，于是将五音分成仲、孟、季或

表25 六十纳音分上、中、下声

	午庚未辛	午丙未丁	午壬未癸	午戊未己	午甲未乙		子庚丑辛	子丙丑丁	子壬丑癸	子戊丑己	子甲丑乙
右为寅午戌亥卯未之五声	旁路土	河天水	柳杨木	上天火	中沙金	右为申子辰巳酉丑之五声	上壁土	下涧水	柘桑木	霹雳火	中海金
	宫上	羽上	角上	征上	商上		宫上	羽上	角上	征上	商上
	寅戊卯己	寅甲卯乙	寅庚卯辛	寅丙卯丁	寅壬卯癸		申戊酉己	申甲酉乙	申庚酉辛	申丙酉丁	申壬酉癸
	头城土	溪大水	柏松木	中炉火	箔金金		驿大土	泉井水	榴石木	中山火	锋剑金
	宫中	羽中	角中	征中	商中		宫中	羽中	角中	征中	商中
	戌丙亥丁	戌壬亥癸	戌戊亥己	戌甲亥乙	戌庚亥辛		辰丙巳丁	辰壬巳癸	辰戊巳己	辰甲巳乙	辰庚巳辛
	上屋土	海大水	地平木	头山火	钏钗金		中沙土	流长水	林大木	灯复火	镴白金
	宫下	羽下	角下	征下	商下		宫下	羽下	角下	征下	商下

上、中、下三类，以配合此数，所以商音有上商、中商、下商之别。其余四音相同。五行家又把五音的上、中、下三类，根据五行的品类，分别给予命名，以便鉴别和记忆。如上商分别名为"海中金"和"沙中金"；中商分别名为"剑锋金""金箔金"；下商分别名为"白镴金""钗钏金"等等。《河洛精蕴》有六十纳音分上、中、下声图表，录之于下。

【评注】表 25 的内容为从右向左横向阅读。为方便读者，特添加六十甲子纳音歌，供参考。

甲子乙丑海中金，丙寅丁卯炉中火，戊辰己巳大林木，庚午辛未路旁土，壬申癸酉剑峰金，甲戌乙亥山头火，丙子丁丑洞下水，戊寅己卯城头火，庚辰辛巳白蜡金，壬午癸未杨柳木，甲申乙酉泉中水，丙戌丁亥屋上土，戊子己酉霹雳火，庚寅辛卯松柏木，壬辰癸巳长流水，甲午乙未沙中金，丙申丁酉山下火，戊戌己亥平地木，庚子辛丑壁上土，壬寅癸卯金箔金，甲辰乙巳覆灯火，丙午丁未天河水，戊申己酉大驿土，庚戌辛亥钗钏金，壬子癸丑桑柘木，甲寅乙卯大溪水，丙辰丁巳沙中土，戊午己未天上火，庚申辛酉石榴木，壬戌癸亥大海水。

关于六十纳音，朱载堉在其《律历融通》书中说："斯乃术士俚语编成歌括便于记忆耳，元无别义，不必强解也。"依照朱载堉的说法，纳音之法只是为了给干支定五行属性，并且对应五行之间属性并无区别，纳音前缀诸如"海中""炉中"之类只是为了方便记忆罢了。

然而后人对纳音前缀进行取象联想，诸如"海中""炉中"之类纳音，是否为后人的一种探索呢？清代钦定《协纪辨方书》中引陶宗仪曰："甲子乙丑海中金者，子属水，又为湖，又为水旺之地，兼金死于子，墓于丑，水旺而金死墓，故曰'海中金'也；丙寅丁卯炉中火者，寅为三阳，卯为四阳，火既得地，又得寅卯之木以生之，此是天地开炉，万物始生，故曰'炉中火'也……"

还有学者认为，或许是后人为了更详细地描述这些五行特点，同时也为了便于记诵，于是编撰了以上所述的歌诀。所谓"海中金、炉中火"之类，实际上是指六十甲子纳音后每组干支之五行的综合属性——因干象天，主阳；支象地，主阴，干支相杂配合后，除保持天干地支各自原有的五行属性外，各干支组合之五行的综合属性还表现为受所纳之音五行所生之五行的特点。于是，甲子、乙丑纳音为宫（土），而干支组合五行却为（海中）金；丙寅、丁卯纳音为角（木），而干支组合五行却为（炉中）火……

现如今纳音五行也被用于命理学，研究命理的人都只是千方百计运用纳音五行的既有观点去预测人生，诸如说海中金的人的特点是城府较深，身有绝技，但藏而不露。再比如说炉中火的人很热情、积极等等。

需要说明一点的就是，这种完全依据术数机械推理的说法缺乏科学根据，应注意甄别。而纳音的本源含义和使用需要我们再深入加以研究。

纳音的计算方法，除"同类娶妻，隔八生子"外，《河洛精蕴》还有个比较简单的方法如下。

首先根据扬雄《太玄》确定干支之数。

《太玄》干支之数：

子午——九；丑未——八；

寅申——七；卯酉——六；

辰戌——五；巳亥——四。

甲己——九；乙庚——八；

丙辛——七；丁壬——六；

戊癸——五。

再参考纳音五行母数图如下：

●●●●●●●●○母数八属木，木生火，子数一属火。

●●●●●●●○○母数七属火，火生土，子数二属土。

●●●●●●○○○母数六属水，水生木，子数三属木。

●●●●●○○○○母数五属土，土生金，子数四属金。

●●●●○○○○○母数四属金，金生水，子数五属水。

上图所列母子之数共九。以黑色为母数，白色为子数。用五行中木火水的成数和土金的生数作母数，余数作子数。如木的成数八，故母数八属木。九减八余一，故一为子数。火为木之子，所以子数一为火。其余仿此。熟记这个子数的五行属性，就可推算纳音。江慎修（名永，安徽，婺源人，公元 1681—1762 年）说："纳音五行，合两干两支，依《太玄经》之数，总计之，视其零数，以定五行。零一属火，零二属土，零三属木，零四属金，零五属水。如甲子、乙丑，甲九、乙八、子九、丑八，合得三十四数，是零四数，故属金。丙寅、丁卯，丙七丁六，寅七卯六，合得二十六数，凡十与五皆去之，余一数，故属火。他皆仿此。此母生子之理也。"（《河洛精蕴》）零数属火的，就知所纳是徵音，属土的就知是纳宫音。

【评注】纳音五行速算法：

1. 天干与标识数（注表45）

注表45 天干与标识数表

天干	甲乙	丙丁	戊己	庚辛	壬癸
标识数	1	2	3	4	5

2. 地支与标识数（注表46）

注表46 地支与标识数表

地支	子丑 午未	寅卯 申酉	辰巳 戌亥
标识数	1	2	3

3. 速算法：用天干所对应标识数加上地支所对应的标识数（凡是结果大于5的则需要减去5）。

4. 对应纳音五行标识数（注表47）

注表47 对应纳音五行标识数表

速算结果	1	2	3	4	5
纳音五行	木	金	水	火	土
对应五音	角	商	羽	徵	宫

5. 纳音五行速算示范

求甲子年的纳音五行。根据注表47可知甲为1，子为1，则1+1=2，速算结果为2，再对照纳音五行则甲子年的纳音五行为金（纳商音）。

再比如求己亥年的纳音五行。己为3，亥为3，则3+3=6，由于结果大于5则需要减去5，6-5=1速算结果为1，再对照纳音五行则己亥年的纳音五行为木（纳角音）。

6. 附速算歌诀

十个天干分五组，顺序从一数到五；

十二地支分六组，数到三组再重复；

天地相加纳五音，得数超五要减五；

一木二金三为水，四火五土需清楚。

三、纳音的应用

日本冈本为竹说：古代击钟鼓以报十二时者，于日中午时，夜半子时各九击，未丑时各八击，也是按照纳音算法而鸣击的。又有阴阳家的所谓合人性于五行之说，也是纳音之道。例如，以生年为甲子、乙丑者，作为金性之类，葛洪在《抱朴子·仙药篇》里指出："若本命属土，不宜服青色药；属金，不宜服赤色药；属木，不宜服白色药；属水，不宜服黄色药；属火，不宜服黑色药。"以五行之义，木克土，土克水，水克火，火克金，金克木故也，抱朴子以纳音求年命，这种说法似乎属于迷信，但这样的说法，不仅是见之抱朴子，孙思邈的《千金翼方》中亦有之。该书第二十八卷有云："假令木命人，行年又在木，则不宜针，及服青色药。火命人，行年又在火，则不宜发汗，及服赤色药。土命人，行年又在土，则不宜吐，及服黄色药。金命人，行年又在金，则不宜灸，及服白色药。水命人，行年又在水，则不宜下，及服黑色药。凡医者不知此法，下手即困，若病人年命厄会深者，下手即死矣。"（《运气论奥谚解》）

很显然孙氏的这种说法，也是源于抱朴子而加以发挥的。孙思邈，隋唐间京兆华原人（今陕西省铜川市耀州区），据《旧唐书》记载，他"善谈庄老"而又"兼好释典"，可见道家和佛家的思想对他的影响很大，这就难怪他和葛洪一样，在他的著作中有许多神秘迷信的东西了。

日本冈本为竹说："灸人的腰眼穴时，宜在十月癸亥日灸。此日灸此穴名为'癸亥之灸'，也是根据纳音之法而定的。癸亥之日，干支都是水，于纳音中，癸亥纳水音，癸亥日干支之音为羽，是为水音。腰眼穴是真水补益之灸处。故于十月水生之时，取干支皆属水的癸亥，以行施灸。关于纳音的用途，大概仅在于此，其他方面的用途，尚无所知。"（《运气论奥谚解》）

附录

中国古代的医学气象学——运气学说的探讨^①

吴锦洪

（本文原刊于《蚌埠医学院学报》，1980 年第 2 期）

运气学说又名五运六气，简称"运气"，是我国古代研究气象变化规律对生物，特别是人类疾病产生影响的一门科学。它以阴阳五行学说为主导，天干地支作工具，在人与天地相应这个整体观上建立起来的，是中医基础理论之一，在中医学术思想中占有比较重要的地位。

五运六气学说在现存中医书籍中，最早见于《素问》的"天元纪"到"至真要"等七篇大论（简称运气七篇），再加宋人补遗的"刺法""本病"二篇，共有九篇。后有启玄子（有人认为即是王冰）对《内经》运气学说进行阐述的《玄珠密语》。宋代林亿经过考证，认为运气七篇不是《素问》的本文，疑是王冰加入的。王冰为唐代人，则运气学说似在唐代开始流传，现存唐以前的医学文献，除《褚澄遗书》（据日本丹波元简考证，此书是后唐萧渊伪托）外，绝少有谈及五运六气的。有人拿《素问·六节藏象论》中一段谈论运气的文字来批驳《素问》不谈运气的结论，其实《六节藏象论》这段文字，也可能是王冰加入，并不是《素问》的原文。运气七篇经王冰注释和《玄珠密语》的阐述后，又经宋朝刘温舒撰《素问入式运气论奥》（1099）作了详明的诠解，宋代的方书如《太平圣惠方》（992），《圣济总录》（1112）、史堪《指南方》（1068）以及陈言的《三因极一病证方论》（1174）等书都详细论述了运气与治病的关系。此外，宋代还把运气学说列为医学生的必修课，可见当时对它是十分重视的。运气学说始行于隋后，盛行于宋的考证是可信的。至于其学术思想的起源，认为和盛行于两汉说灾异的《纬书》有密切关系，我们认为《纬书》是纯属封建迷信

---

① 本篇文章的参考文献略。

的玄学，运气学说虽有不少缺陷，但绝不能与《纬书》等同看待。

运气学说在历史上有过激烈的争议。有些人把它看成是"医门之玄机"，甚至说："不读五运六气，检遍方书何济？"但另一些人说它是"无益于治疗，而有误于来学"。正如刘完素所说："世俗或以谓运气无征，而为惑人之妄说者，或但言运气为大道玄机，若非生而知之，则莫能学之者。"由于在古代对此就有两种极端的看法，影响了运气学说的发展，所以在金元时期，运气学说已是"学者寡而知者鲜"了。到了近代，有些人根本不去了解它的内容，断然地说它是"封建迷信"的糟粕，致使这门古代的"边缘科学"逐渐濒临绝灭的境地。

我们认为运气学说是我国古代的一门医学气象学。关于气象与医学方面的关系十分密切，在《内经》中对此论述得非常广泛，特别在《素问》中，绝大多数篇幅中都涉及气象对人体生理、病理、诊断以及治疗等各方面的关系，五运六气不过是其中一个部分而已。虽然如此，单以"运气七篇"的篇幅字数，占《素问》全书的三分之一以上于此可看出运气学说在中医学中的重要地位。

运气学说有无科学性？首先，可从运气学说的学术思想方面进行探讨。

运气学说的学术思想，主要有 3 个方面。

（1）人与天地相应的整体观。

（2）宇宙间的变化有一定的节律性和周期性。

（3）气象变化对疾病有重要的影响。

今分述于下。

一、天人相应与宇宙的气象节律

"天覆地载，万物方生。"人类和其他生物是在宇宙这个特定的自然环境中产生和生存的，它们的生命活动，一定会同自然界的变化节律相适应。在这个物质世界的宇宙中，节律的明显例子是无时不在、到处都有的，从地球上拍打着海岸的浪花，到按一定周期在天空中重新出现的彗星，都是具有节律的，这些节律和周期，有的是会影响地球的环境。因此，最终也会影响到地球上所有的生物和气象变化。其中最明显的节律和周期变化是人们所熟识的一天的昼夜和一年的四季更迭。《内经》说："夫四时阴阳者，万物之根本也。"因为每种生物的习性和生活习惯，都受四时阴阳这种节律的支配。昼夜交替、寒往暑来，有些节律以二十四小时为周期，同太阳日相吻合，有些则与月出日落相一致，有些节律使某种过程以一年为周期，有规律地循环出现。同时也完全有理由相信，有些节律的周期可长达几年，甚至更长（如 30 年为一纪，60 年为一周）。近代"生物钟"学说的研究表明，生命活动是有节奏的，这种节律与昼夜寒暑相适应，而且还指出"在几百万年中宇宙的自然节律，已经在生物体基因上打下了深深的烙印。生物中只有那些在生理上和行为上，适应这些环境（如太阳日）节律的才能生存下来"。《内经》说："故治不法天之纪，不用地之理，则灾害至矣。"这里的天之纪、地之理，都是指宇宙的自然节律。这种人（生物）与天地相应的观点，是运气学说赖以建立的思想基础，而自然界普遍存在节律和周期的变化，是运气学说推测气象变化规律的认识依据，这都是我国劳动人民通过世代的长期观察，从实践中得出的经验总结，它不仅对运气学说，而且对整个中医学说，都具有指导意义。

二、气象变化对疾病的影响

任何事物都有两重性，气象变化也是如此。风、寒、暑、湿、燥、火在正常情况下出现谓之六气，气候反常，应至而不至、或虽至而太过，都会影响机体的正常功能，或促成致病因素的发生和加强而产生疾病。如从流行病学角度出发，都和气象条件有重大关系，所谓"时病"，都和季节气候的变化密切相关。据近年的观察证明，乙脑的年发生率与当年四月份平均气温和当年七月份的降水量呈负相关的关系。每月疟疾发病人数与各月降雨量有正相关的关系。因此有人提出可以根据某些气象形势，预报某种流行病的发病情况的设想。其实早在两千多年前的《内经》就已有"冬伤于寒，春必病温""夏伤于暑，秋为痎疟"……的认识，这个"伤"字据《孟子》可作"太过"解释，就是冬季气候过于严寒，春季则热气来复而使温病流行。还有其他杂病亦往往与气象变化和季节有关。如有人曾经统计五岁以内的小孩，在冬季出生的患龋齿和佝偻病者比夏天出生的高一倍，其他如关节炎、溃疡病、结核病、冠心病、气管炎等等，对于季节和气候的变化都十分敏感。可见气候与疾病的密切关系已是十分明显的事实。如果我们透过自然界的纷繁变化，掌握宇宙气象变化的基本规律，做到无病早防、有病早治，这是完全可能的。我国在两千年前创立的运气学说，就是为此目的而产生的一门科学，值得我们加以重视和认真研究。

三、运气学说的科学性

1. 关于五运六气和天干地支

运气学说用天干、地支和五运六气来推测宇宙气象的变化规律，我们认为这不是唯心的臆想。《内经》说："天以六为节，地以五为制，周天气者六期为一备，终地纪者五岁为一周……五六相合，而七百二十气为一纪，凡三十岁；千四百四十气、凡六十岁而为一周，不及太过斯皆见矣。"古人认为"六"和"五"这两个自然数，是天体岁月的基本常数。每分钟 60 秒，每小时 60 分钟，一个月 30 天（约），一年是 365.25 天，都是五与六的倍数，"阴阳者天地之道也"（《素问·阴阳应象大论》），宇宙间一切事物的变化都离不了阴阳这个对立统一的规律。五运六气各有阴阳的变化，所以用十天干、十二地支作为五运六气的运算工具，这是最恰当不过的了。它们有没有科学性？值得研究。最近有人探讨《内经》的六季（相当于运气学说的六气）的科学性时，肯定了六季是古代劳动人民在漫长的农牧业生产和医疗实践中，根据黄河中下游常年气候运动的平均状态所归纳出的一个规律性的总结，在医学气候学上是一个重要贡献，甚至在超长期天气预报等方面也有重要的参考价值。在日本京都樱花开放的 1100 多年的记录中，其中最早开花期和最迟开花出现的日期相隔 62 年，与甲子 60 年一周的数字近似。英国马绍姆家族孙五代连续记录诺尔福克地方的物候达 190 年之久，马加莱从物候记录得出的结论是：物候是有周期性波动的，其平均周期为 12.2 年；物候迟早与太阳黑子周期有关。太阴黑子活动最多年，平均为 11.2 年，这都与地支 12 的数字近似。

"子午流注"也是以天干地支来测算人体十二经络、脏腑气血流行转注的盛衰，与穴位开合的特点，从而指导针灸配穴施治的一种理论。上海中医研究所应用光子数量测定仪，对经络气血二十四小时运行状态进行研究，这一实验初步证明，经络气血运行有周期性的反应，与自然界阴阳消长（昼夜周期）的规律有一定的联系。以上事例可以旁证运气学说用天干地支、五运六气推测气象变化的规律及其对机体的影响，是有一定的现实意义。

2.运气学说推测气象变化的征验

古代关于应用运气理论推测气象变化，在文献中记载很多。例如，唐立三预测清嘉庆元年（1796）丙辰为水运太过年，该岁上半年又是太阳寒水司天，为天符年，而主运的初运又值太角（风木太过），初之客运值太羽（寒水太过），初之主气又是厥阴风木。则是六者之中，有三寒二风。他在前一年就预计到次年年初，天气有严寒的变化，到期果然得到应验。又如宋代胡源以运气理论说明宋元丰四年（1081）辛酉岁，雨水过多，致黄河决口而成水灾，是该年岁运为辛水不及，水不及则湿土侮之，所以雨湿大行而生水灾。由于古代没有长期全面的气象记录，这些片断的记载尚不足以说明运气学说的真实性。1949年以来，在全国各地普遍设立了气象观测机构，这对我们验证运气学说的理论提供了有利的条件。最近有人用运气学说对1950年以来9个异常气候年与沈阳地区气象记录对照，结果有1年不符，1年不甚相符，1年基本相符，其余6年皆相符合。把它同河南开封地区1961—1970年气象记录作对照，10年当中有1年不甚符合，1年不符，1年基本相符合，其余7年皆相符合。

我们也把蚌埠地区的气象资料作了类似的对照发现从1952—1978年的27年间，除8年为"平气"外，有19个异常气候年，其中有4年不符，1年基本相符，其余14年皆相符合（见附录表）。

附录表　1952—1978年安徽省蚌埠地区气象记录与运气推断对照

年份	干支	运气特点	气象记录（全年平均）	27年平均数	符合情况
1952	壬辰	木运太过 风气大行	平均风速3.5m/s	2.59m/s	符合
1954	甲午	土运太过 雨湿流行	降水日数127天 全年降水量1173.8mm 绝对湿度14.6mb 相对湿度76%	105.2天 901.2mm 14.72mb 72.89%	符合
1956	丙申	水运太过 寒气大行	平均气温14.4℃	15.13℃	符合
1957	丁酉	木运不及 清燥大行	降水日数102天 全年降水量925.1mm 绝对湿度14.1mb	105.2天 901.2mm 14.72mb	符合
1959	己亥	土运不及 风气大行	大风日数（>17m/s）119天 平均风速2.7m/s	11.46天 2.59m/s	符合

年份	干支	运气特点	气象记录（全年平均）	27 年平均数	符合情况
1961	辛丑	水运不及 雨湿流行	降水日数 100 天 全年降水量 819.5mm 绝对湿度 15.5mb	105.2 天 901.2mm 14.72mb	不符合
1962	壬寅	木运太过 风气大行	大风日数（＞17m/s）22 天 平均风速 2.8m/s	11.46 天 2.59m/s	符合
1964	甲辰	土运太过 雨湿流行	降水日数 121 天 全年降水量 1119.4mm 绝对湿度 15.7mb	105.2 天 901.2mm 14.72mb	符合
1965	乙巳	金运不及 暑热大行	平均气温 15.3℃	15.13℃	符合
1966	丙午	水运太过 寒气大行	平均气温 15.7℃	15.13℃	不符合
1967	丁未	木运不及 清燥大行	降水日数 90 天 全年降水量 700.3mm 湿度绝对 14.7mb 平均气温 15.0℃	105.2 天 901.2mm 14.72mb 15.13℃	符合
1968	戊申	火运太过 暑热大行	平均气温 15.3℃	15.13℃	符合
1969	己酉	土运不及 风气大行	大风日数（＞17m/s）天 14 天 平均风速 2.7m/s	11.46 天 2.59m/s	符合
1970	庚戌	金运太过 清燥大行	降水日数 111 天 全年降水量 976.8mm 绝对湿度 14.8mb	105.2 天 901.2mm 14.72mb	不符合
1972	壬子	木运太过 风气大行	大风日数（＞17m/s）19 天 平均风速 2.4m/ms	11.46 天 2.59m/s	基本符合
1973	癸丑	火气不及 寒气大行	平均气温 15.2℃	15.13℃	不符合
1974	甲寅	土运太过 雨湿流行	降水日数 119 天 全年降水量 1111.8mm 绝对湿度 14.5mb	105.2 天 901.2mm 14.72mb	符合
1976	丙辰	水运太过 寒气大行	平均气温 15.0℃	15.13℃	符合
1978	戊午	火运太过 暑热大行	平均气温 16.0℃	15.13℃	符合

说明：①1953、1955、1958、1960、1963、1971、1975、1977 以上 8 年为平气年故未对照。

②以上 19 年对照符合率为 73.7%+。

③气象资料是蚌埠市气象局沈奎山同志供给，在此致谢。

以上东北（沈阳）、中原（开封）、淮南（蚌埠）三个不同区域的气象资料，与运气学说推测的结果对照，其符合率在60%—70%以上，虽然这些气象资料的年份还不很长（最长只有27年），但也可以初步证明运气学说是有一定的现实意义，值得作进一步研究的。

"医学气象学"是近代在国外出现的一门边缘科学，目前世界上有不少国家对此相当重视。事实上这门科学在我国一千多年前便已有了应用，这是多么值得我们自豪的科学发现！由于我国长期受到封建社会条件的限制，这个很有价值的"边缘科学"，没有得到很好发展，至今仍是十分粗糙，还有不少缺点，我们迫切期望我国有关部门的科学家，为发展具有我国特色的医学气象学——运气学说，为社会主义现代化建设作出贡献而共同努力。

后　记

笔者从接触五运六气的第一个词"厥阴风木"开始，经过了近10年的时间，一直盼望着，能有一本中医从业者、中医爱好者们都可以真正看得懂的五运六气入门之书，同时近几年也一直在考虑，把自己多年所学之积累编写一本入门教程，为此做了很多的准备工作。

几个月前，陶国水老师邀我共同整理注释一部五运六气讲稿，说实话，我很好奇，很想看一看40年前的五运六气究竟是如何讲授的，与我们当前的授课有何差异？拿回讲稿后，我兴奋地开启这一尘封已久的讲稿，心中怀着对吴锦洪教授的无限崇敬与好奇，随后便久久地沉迷在吴老的书稿之中了。

笔者花了1周的时间详细拜读完吴老的五运六气讲稿，泛舟在吴老先生的心海，感受着排排波浪激荡起伏，我能感受到吴老那永远的心跳，他的文字拥有永远不息的生命力，传递给我的是一种学习不止的精神。同时我也深深被吴老的认知水平所震撼，在20世纪七八十年代，在那个"五运六气学说"被视为"封建社会思想中的糟粕"的时期，吴老大胆坚持为当地中医界培养人才，开设了《五运六气》课程，吴老学识渊博，治学严谨，他亲自讲授并编写教材，算得上当时国内研究五运六气较早的前辈了。该讲稿详细阅读下来，内容甚是全面，从五运六气的基础天干地支到五运推演、六气推演、运气相临分析，乃至医易简说、音律都讲授得如此全面，吴老的讲稿不仅是五运六气的初阶指南，还有五运六气的中阶理论，这在当时那个时期实为罕见。

吴老学识渊博，涉猎广泛，对古代的天文、地理、音律、历学以及医学和哲学等各方面的知识都有研究，吴老认为运气学说在中医学术思想中占有很重要的地位，并指出五运六气是在中医学的理论基础"人与天地相应"整体观上建立起来的。所谓"人与天地相应"，就是人体与天地间的一切变化，特别是与季节气候的变化息息相关。天地间的变化，古人通过世代的长期观察，发现有广泛的节律和周期性，并认为都可以借用阴阳五行学说来阐述和解释，还可运用干支符号来进行推算。自然界客观存在着的气象变化规律，以及生物（包括人类）对这些变化所产生的相应反应，就是运气学说所依据的物质基础。所以运气学说绝不是形而上学，更不是"封建迷信"的糟粕。有力驳斥了当时那个时期将"五运六气学说"视为"封建社会思想中的糟粕"的错误认识，从而为五运六气的学术地位正本清源。

之后的一天晚上笔者重读《周易》，恰好读到《周易·中孚》里的一句话："我有好爵，吾与尔靡之。"（注：此句大概意思为我有美酒，我要与你同享。）于是就决定加快进度，尽快把讲稿整理出来，这次书稿的整理原则是：以吴锦洪教授的原始讲稿为主，尽可能展现吴老五运六气研究理论的真实风貌，让吴老自己的文字说话，而我们尽可能做一名聆听者。于是我们用加评注的形式，对讲稿没有展开的内容或难点做相应的说明和注释，以尽量保持讲稿原貌展示给广大中医从业人员和中医爱好者，愿大家能从中受益。此外也考虑对当前业界的五运六气研究方面的部分最新学术思想，我们也给予归纳总结以后记的形式展现给大家参考学习，故而这本书就这样应运而生了。

著名诗人艾青在他的《我爱这土地》现代诗中写道："为什么我的眼里常含泪水？因为我对这土地爱得深沉……"是啊，五运六气学说博大精深，怎能让人不热爱呢？笔者多年来潜心研究五运六气学说，沉醉于探索天地、宇宙、自然、生命、疾病的本源奥秘，积累了些许经验，也多次开坛授课，或许是无知无畏吧，其实笔者的初心也很单纯，那就是我能为传承和发展五运六气做点什么？只要对五运六气的发展有益的事情都可以去尝试、都可以去努力，仅此一念而已。时常也把研究成果为多领域诸如医疗、体检、养生保健、应急管理、气象、农业等机构提供五运六气数据支持与服务，算是学以致用吧。现将笔者这些年来的学习认知和学习方法做一个简略的说明，以飨读者。此外本文末尾附了一篇 2019 己亥年五运六气完整的常位推演和分析，算是抛砖引玉，供大家参考，不当之处，还恳请大家海涵斧正！

一、五运六气的重要性

五运六气学说又称运气学说，五运六气是中华民族的伟大发现，是古人在长期的实践中发现各种事物运动变化都存在着的周期性节律，是探讨自然变化的周期性规律及其对人体健康和疾病影响的一门学说。是古人对自然环境和人体生命、健康、疾病的高度认知，是"天人合一"思想在中医学应用方面的最高体现。中医界内有一句话可说明其重要性："不通五运六气，遍读方书何济？"

《素问·天元纪大论》有云："天以六为节，地以五为制。周天气者，六期为一备；终地纪者，五岁为一周。君火以明，相火以位。五六相合而七百二十气，为一纪，凡三十岁；千四百四十气，凡六十岁，而为一周，不及太过，斯皆见矣。"五运六气将五运（金、木、水、火、土五行）六气（风、寒、暑、湿、燥、火）和天干（甲、乙、丙、丁、戊、己、庚、辛、壬、癸）与地支（子、丑、寅、卯、辰、巳、午、未、申、酉、戌、亥）配合起来，按干支纪年的顺序和阴阳盛衰、五行生克的关系推演出某年的太过、不及，用以预测气候的变化、疾病的发生与预防。

《素问·天元纪大论》云："夫五运阴阳者，天地之道也，万物之纲纪，变化之父母，生杀之本始，神明之府。"意谓根据十天干之五合所推算的五运，由其阴阳之盛衰可以推知万物与人类生命之演变，进而了解其疾病之变化。

因此《素问·五常政大论》中论治病法则云："必先岁气，勿伐天和"，必先了解时间的变化，岁气之盛衰，然后方可与言治病之方。《素问·六节藏象论》说："不知年之所加，气之盛衰，虚实之所起，不可以为工也。"由此可知五运六气之重要性实为中医学中最重要的一环，是中医学的巅峰智慧。

著名中医学家邹云翔先生说："不讲五运六气学说，就是不了解祖国医学。"中医大家方药中先生一再强调："运气学说是中医学基本理论的基础和渊源。"所以深入了解和掌握五运六气的运用，才能真正意义上读懂中医经典理论，对提升中医临床疗效、发掘中医原创思维、打开中华文明宝库以及建立大健康理论有着极为重要的意义。

二、对待五运六气应持有的态度

唐代医家王冰，在注《素问》时，遂把先师张公玄珠子所授之秘本，即"七篇大论"纳入了《素问》一书，成为《内经》的篇论，运气之学热潮从此开启。

五运六气学说早在唐宋颇受重视，特别是宋代因朝廷的重视，曾热极当时，由朝廷每年公布运历，要求司岁备药，又为医师考试"三经大义"中必有之题。此热潮一直延续到元明清。元代医学家滑伯仁曾云："不读五运六气，检遍方书何济？"

然而到了近现代，五运六气学说常被一些人视为"封建社会思想中的糟粕"，甚至被人贬低为"江湖骗子忽悠人们的玄学"，连中医教科书都只是把五运六气作为选读内容或者直接摒弃，造成了社会上对五运六气学说有着诸多歪曲和误解。五运六气学说几度陷入了一种不存不废的局面，已严重影响了对中医理论的继承和发展。

五运六气是中华民族长期积累的关于天文、气象及其与之相联系的医学、生物学、灾害方面的知识宝库。要知道古代先人将十干与十二支两两相配，产生了60甲子。我们可以想象一下，一般来说一个人一生最多也只能够观察、观测、记录一个完整的60甲子周期，由此可见运气学说可谓是古人代代相传的集体智慧的结晶。这一集体智慧的结晶如何成了"封建社会思想中的糟粕"了呢？

五运六气学说是我国古代劳动人民的集体智慧结晶和科学瑰宝，不仅源远流长，而且价值巨大。它是中华民族的伟大发现，是古人在长期的实践中发现各种事物运动变化都存在着的周期性节律，是探讨自然变化的周期性规律及其对人体健康和疾病影响的一门学说。它是中医学结合天文、历法、物候、气象等多学科知识，全面运用阴阳五行和开阖枢理论的最高层次的学说，它是五脏六腑、三阴三阳六经、十二经络等中医概念形成的基础，也是中华文明精华的集成。

习近平总书记于2010年6月20日，在澳大利亚出席由南京中医药大学与皇家墨尔本理工大学合办的"中医孔子学院"授牌仪式上曾说："中医药学凝聚着深邃的哲学智慧和中华民族几千年的健康养生理念及其实践经验，是中国古代科学的瑰宝，也是打开中华文明宝库的钥匙。深入研究和科学总结中医药学对丰富世界医学事业、推进生命科学研究具有积极意义。"笔者认为，五运六气学说更是一把打开中医药学宝库的金钥匙。这把钥匙上闪耀着中华民族智慧的光芒。

笔者浅见，我们不仅要正确地看待五运六气，还要大力传承好、发扬好、学习好、运用好，笔者相信当您真正踏入"五运六气之门"，用运气思维指导日常的养生保健和临床应用时，您才会发现五运六气的真实魅力！您也会理解自己为何愿意苦苦探索，又时常会拍案叫绝。

应用于临床后，也就懂得了什么才是真正的效如桴鼓，这其中的精妙之处着实不可言述。

三、如何学习好五运六气

笔者认为，学习五运六气不是一件简易的事。先来说一说主观上的因素。宋·琼瑶真人《针灸神书·卷一》有云："凡医人一要识字，二要晓阴阳，三通运气，谓之明医。医不识字，不晓阴阳，不通阴阳，谓之盲医……"可见要想当一位明医也是着实不容易的，那么学习《内经》乃至五运六气都是一样的道理。

首先要识字，第一条要素在现在看来就是要有文言文的阅读和分析能力，五运六气之学说的系统记载见《素问》的六十六篇到七十四篇的七篇大论，即《天元纪大论》《五运行大论》《六微旨大论》《气交变大论》《五常政大论》《六元正纪大论》《至真要大论》。另有素问刺法论第七十二、本病论第七十三，亦是五运六气之主要原始资料。

《黄帝内经》中运气之学奥蕴宏深被历代医家称为医门之玄机。又因成书年代久远，言简意赅，所以文意深奥难懂，常常使人望而却步，许多含义在今人看来不知所以然，后代注家们又各说齐陈，很多注解观点迥异，而现代的一些注解版本甚至可以说是"信口开河、不负责任、断章取义、臆想连篇"导致后学之人难臻理要，说句当下时髦的话那是真"烧脑"。

笔者个人的研习习惯是先读《黄帝内经》原文，逐字逐句地阅读研究，反复究其本意，尽可能站在古代先人的角度，去研究和体会在当时的条件下对气象、物候、人体以及对疾病的认识和解决办法。然后再结合后代注家观点，因后代众多注家多是在《内经》基础上自我发挥，甚至很多观点迥异，需要我们多加进行独立思考，只有这样才能保持独立的研学风格。

其次，是晓阴阳，通阴阳。只有掌握了正确的阴阳观，才能够顺利地深入学习五行生克制化、河图、洛书、三阴三阳、开阖枢理论等相关理论以及学习五运六气的推演、分析和临床运用，这一点是我的真实体会。关于阴阳观的问题下文单独列出说明，在此不再赘述。

第三，其他主观因素。无论出于何种出发点，个人以为要想学习好五运六气，运用好五运六气，还尚有几个主观因素需要注意。

1. 时间

五运六气理论博大精深，要想学懂、学通、学精从而达到运用自如的境地需要一个相当长的时间，是一个不断积累的过程，此外五运六气绝不是掌握简单的推演就好了，推演出来了还要分析、运用，而实际运用起来特别需要"知常达变"，这里的"变"才是精髓所在，这个识"变"的过程也是需要时间来学习和掌握的。

2. 悟性

这一点似乎是关乎天赋，就不多谈了。

3. 恒心韧劲

《曾广贤文》曰："学如逆水行舟，不进则退。"这就好比大家一起上了小学，以后升入中学、大学，一路上总有人会辍学掉队的。学习五运六气的过程也总会有主观客观因素的干扰，这时候必须沉下心来，坚持、再坚持才能最终有所收获，否则可能半途而废。要知道，勤恒则精。

4. 耐得住寂寞

真正优秀的人，是甘于孤独寂寞的。学习中医学习五运六气就是要学会甘于寂寞，排除浮躁。同时学习五运六气的过程是明医理也是修心的过程，当下我们这个社会上许多人太急躁了，做什么事情都火急火燎的，我们要学会修静心，要知道，心静方能从容，才能守住自己的一方天地，同时还要学会慢下来，慢工才出细活啊！

5. 知行合一

学习五运六气的过程是不断研习而发现问题、解决问题如此周而复始的过程，之后我们就要不断把自己所学知识加以运用，无论是针、灸、药、砭、按跷、导引等等领域，还是当下的大数据、大健康等等领域都是大有所为的。学以致用，要常用还要敢用。

以上说的是些许主观因素，明代著名医学家李时珍在《本草纲目·十剂》说："欲为医者，上知天文，下知地理，中知人事，三者俱明，然后可以语人之疾病。不然，则如无目夜游，无足登涉，动致颠殒，而欲愈疾者，未之有也。"清代官吏兼医家徐文弼也在他撰写养生秘籍《寿世传真·修养宜堤防疾病第七》有云："盖医之一道，须上知天文，下知地理，中知人事，三者俱明……"，可见要开启中医药的知识宝库，还有许多知识需要去掌握，诸如天文、地理、音律、历学、气象等等。

下面谈一谈要学习好五运六气需要掌握的技术层面的部分相关因素以及当前业界的五运六气研究方面的部分学术思想给予归纳总结，供大家参考。

（一）掌握阴阳五行、河图洛书、天干地支基础

1. 正确的阴阳观

只要你一提阴阳，很多人就摇头，就不屑一顾，他们就认为非常不科学、无法理解、难以接受。为何呢？其实就是不懂阴阳，没有建立正确的阴阳观。这和当下的教科书里的中医基础理论所讲的阴阳概念有很大关系。我们先来看一下教科书式的观点：阴阳是对自然界相互关联的某些事物或现象对立双方属性的概括，并含有对立统一的内涵……凡是具有明亮的、温暖的、活动的、向上的、在外的、兴奋的、坚硬的、剧烈的、强壮的、无形的等特性的事物即为"阳"；凡是表现为暗淡的、寒凉的、静止的、向下的、在内的、抑制的、柔软的、和缓的、虚弱的、有形的等特性的事物即为"阴"。可曾想过，没有绝对的上升下降，也没有绝对的明亮阴暗啊。要知道孤阳不生，独阴不长，世间不存在纯阳或纯阴的事物或象态。举个例子吧，按当前许多教科书里的标准男人为阳女人为阴，那请问女汉子是属阴还是属阳？所以此类对阴阳概念的理解脱离了《黄帝内经》的阴阳本源的概念，成为物质化概念的阴阳观了。

再来看《素问·阴阳离合论》所述："阴阳者，数之可十，推之可百，数之可千，推之可万，万之大不可胜数，然其要一也。"请注意最后一句话"然其要一也"，这或许才是阴阳的本源——象态。笔者认为《黄帝内经》的阴阳本源的意思或许是这样：简单点说，所谓阴是指凝聚的力量，所谓阳是指宣散的力量。再深入一些就是在太极生两仪的这个思想里，阴阳首先代表的是气化运动的两种象态而不是物质，太极图中阴阳由衰到盛的过程叫做阳的象，由胜到衰的过程叫做阴的象。《素问·阴阳应象大论》有云："阳化气，阴成形。"明代著名医家张介宾注释说："阳动而散，故化气；阴静而凝，故成形。"因此，阴和阳

应是指气化与凝聚的相对运动或者说是一种能量的相互依存、相互转化的象态。

而我们研习的五运六气乃天地阴阳运行升降之常道也。五运流行有太过不及之异，六气升降有逆从胜复之差。日夜更替、秋收冬藏、生长收藏都蕴含阴阳盛衰之道，天地自然之妙，全在这阴阳盛衰之中。掌握了正确的阴阳观，你或许也就明白老子说的"福兮祸所伏，祸兮福所倚"的真正内涵了。

2.正确的五行观

现在的教科书很多讲五行学说是"木、火、土、金、水五类物质"，甚至有些人直接说五行就是五材，是基于古人对日常生产和生活中最常见的木、火、土、金、水五种物质或元素的认识，所以才产生了五行学说。于是乎，各类课堂、网上授课、中医健康讲座的老师们竟然臆想出：木生火，是因为木材能燃烧，所以木生火；火烧后能变成焦土，所以火生土；土里面可以挖出金子，所以土生金；金子埋的时间久了，就化成了水，所以金生水；木头都是长在水里面的，所以水生木。此外还演绎出：水能把火灭掉，所以水克火；火能把金属熔化，所以火克金等等五行生克理论。这些随意的臆想和解释着实有些肤浅，这是没有真正认识五行的本源含义。

要想树立正确的五行观，首先要知道，五行的概念不能简单地理解成为五种物质。《史记·天官书》有云："仰则观象于天，俯则法观于地。天则有日月，地则有阴阳。天有五星，地有五行。"可见五行观念的产生，是古人世代观测日月五星运行规律而逐渐形成的，是一种象态。《协记辩方》曰："行也者，言其行于地也。质行于地，而气通于此数之有五焉，故曰五行。"由此可见，五行也是古代先人用以认识和解释客观世界一切变化规律的总结，五行的实质就是事物变化过程中显示出来的不同象态。

其次，木、火、土、金、水只是五行的代表符号，这个符号也可以用角、徵、宫、商、羽或青、赤、黄、白、黑，亦或生、长、化、收、藏，亦或风、热、湿、燥、寒等等作代表，不能因为用了木、火、土、金、水的符号，就认定五行学说源于古代的"五材"说。

第三，五行的特性如下。

（1）"木曰曲直"：曲，屈也；直，伸也。曲直，即能曲能伸之义。

木具有生长、能曲能伸、升发的特性。木代表生发力量的性能，标示宇宙万物具有生生不已的功能。凡具有这类特性的象态，皆归属于"木"。

（2）"火曰炎上"：炎，热也；上，向上。火具有发热、温暖、向上的特性。火代表生发力量的升华，光辉而热力的性能。凡具有温热、升腾、茂盛性能的象态，皆归属于"火"。

（3）"土爰稼穑"：春种曰稼，秋收曰穑，指农作物的播种和收获。土具有载物、生化的特性，故称土载四行，为万物之母。土具生生之义，为世界万物和人类生存之本，"四象五行皆藉土"。五行以土为贵。凡具有生化、承载、受纳性能的象态，皆归属于"土"。

（4）"金曰从革"：从，顺从、服从；革，革除、改革、变革。金具有能柔能刚、变革、肃杀的特性。金代表固体的性能，凡物生长之后，必会达到凝固状态，用金以示其坚固性。引申为肃杀、潜能、收敛、清洁之意。凡具有这类性能的象态，皆归属于"金"。

（5）"水曰润下"：润，湿润；下，向下。水代表冻结含藏之意，水具有滋润、就下、闭藏的特性。凡具有寒凉、滋润、就下、闭藏性能的象态，皆归属于"水"。

第四，五行的生克制化。

（1）"五行相生"，指五行之间存在着资生、促进的关系。

五行相生关系按照"木、火、土、金、水"的顺序，即木生火、火生土、土生金、金生水、水生木。

（2）"五行相克"，指五行之间存在着克制、制约关系。这种制约关系按照"木、土、水、火、金"的顺序，即木克土、土克水、水克火、火克金、金克木。

（3）"五行相乘"，指五行之间的制约超过了正常的程度。又称"倍克"。

乘，依仗其势，乘虚侵袭之意。相乘即相克太过，超过正常制约的程度，使事

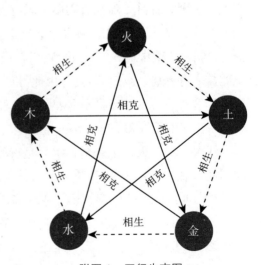

附图1　五行生克图

物之间失去了正常的协调关系。五行之间相乘的次序与相克同，但被克者更加虚弱。相乘是相克得太过，所以相乘与相克的顺序一样。

此外大家需要注意"相克"和"相乘"的意思是有区别的，前者是正常情况下的制约关系，后者是正常制约关系遭到破坏的异常相克现象。应于人体，前者为生理现象，而后者为病理表现。

（4）"五行相侮"，指五行之间的克制关系反转。

侮，轻蔑。即欺侮，有恃强凌弱之意。相侮是反向的克制，所以又称"反克"，其顺序就是相克顺序的反向。

五行乘侮关系在《素问·五运行大论》中被精辟归纳为："气有余，则制己所胜而侮所不胜；其不及，则己所不胜侮而乘之，己所胜轻而侮之。侮反受邪，侮而受邪，寡于畏也。"

第五，为方便大家学习，特制作了一张比较完整的天人合一五行相应表，供参考，这张表很重要，希望大家能牢牢记住。

附表1　天人合一五行相应表

五行	木	火	土	金	水
天干	甲乙	丙丁	戊己	庚辛	壬癸
地支	寅卯	巳午	辰戌丑未	申酉	亥子
五方	东	南	中	西	北
四季	春	夏	长夏	秋	冬
五色	青	赤	黄	白	黑
五天之气	苍天之气	丹天之气	黅天之气	素天之气	玄天之气
五星	岁星	荧惑星	镇星	太白星	辰星
五气	升	浮	化	降	沉
五性	温	热	平	凉	寒
五脏	肝	心	脾	肺	肾
六腑	胆	小肠	胃	大肠	膀胱（三焦）
五藏	血	脉	营	气	精
五体	筋	脉	肉	皮	骨
五窍	目	舌	口	鼻	耳
五华	爪甲	面	唇	皮毛	发齿
五常	仁	礼	信	义	智
五毒	怒	恨	怨	恼	烦

后　记

七情	怒	喜	忧思	悲	恐惊
五伤	久行伤筋	久视伤血	久坐伤肉	久卧伤气	久立伤骨
五神	魂	神	意	魄	志
五液	泪	汗	涎	涕	唾
五声	呼	笑	歌	哭	呻
六淫	风	火（暑）	湿	燥	寒
五味	酸	苦	甘	辛	咸
五音	角	徵	宫	商	羽
五谷	麦	黍	稷	稻	豆
五菜	韭	薤	葵	葱	藿
五畜	犬	马	牛	鸡	彘 zhì 豕 shǐ
五虫	毛	羽	倮	介	鳞
五虫解释	指走兽以麒麟为长	指禽类以凤凰为长	指人类、蚯蚓、青蛙等裸露无毛、无鳞的生物以圣人为长	指带甲壳的虫类和水族以灵龟为长	指鱼类及蜥蜴、蛇等有鳞的动物，还包括有翅的昆虫等以蛟龙为长
五果	李	杏	枣	桃	栗
五方兽	青龙	朱雀	麒麟	白虎	玄武
对应八卦	震巽	离	艮坤	乾兑	坎

3. 河图洛书和天干地支等

本书的正文部分内容叙述很全面，请参阅前文，这里就不再赘述了。

（二）掌握五运六气的基础和常位推演过程

本书的五运六气基础知识和常位推演资料详实、全面，请大家多加研习，本文末尾附了一篇 2019 己亥年五运六气完整的常位推演和分析，也请大家参考。

此外在当前科技日益发达的年代，许多网上或手机 APP 即可查看五运六气的常位推演结果，有人要问了，那我们还要自己去做推演吗？答案是要的。

一则，当前许多网上或手机 APP 推演结果错误百出，开发的人员没有认真研习五运六气，导致推演结果没有参考价值。

二则，学习五运六气切不可简单化。五运六气也绝不是简单地以为看看常位推演就可以了，学习五运六气要知道："时有常位而气无必也"，在学习五运六气过程中，要知常达变，切勿机械性。

三则，在自己常位推演过程中可以不断加深对运气基础理论的再提高，要知道万丈高楼平地起，基础夯实很重要。同时也会对运气理论有更深层的感悟。

四则，古今的许多五运六气医家，主要是活用运气，在因时、因地制宜的辨证中，结合了运气理论，从而提高了应用水平。这里的活用就是抓住"象态"这一变化之道。

（三）掌握三阴三阳开阖枢理论

理解和掌握三阴三阳开阖枢理论，对学习五运六气，乃至学习中医基础理论与临床应用会起到极为重要的作用。我们先来看一看《素问·阴阳离合论》中关于阴阳的运动变化过程描述："圣人南面而立，前曰广明，后曰太冲；太冲之地，名曰少阴；少阴之上，名曰太阳……广明之下，名曰太阴；太阴之前，名曰阳明……厥阴之表，名曰少阳。是故三阳之离合也，太阳为开，阳明为阖，少阳为枢……三阴之离合也，太阴为开，厥阴为阖，少阴为枢。"图形化的理解见附图2。

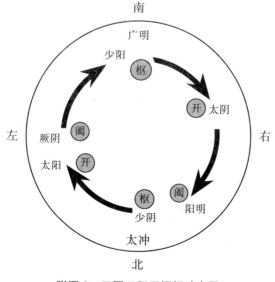

附图2　三阴三阳开阖枢动态图

后
记

163

"三阴三阳"就是自然界阴阳离合的六种状态，三阴三阳通过开、阖、枢，将阴、阳分别分成三个阶段，阴阳的多少，运动变化，阴阳的转化，阴阳之气升降出入等形成了六种气化状态，形成了阴阳的动态观和时间观，三阴三阳是阴阳学说的精华所在。《伤寒论》以三阴三阳为纲统领临床辨证，我们可以用太极图从实质上阐释六经方位与时间关系。三阴三阳开阖枢图如附图3。

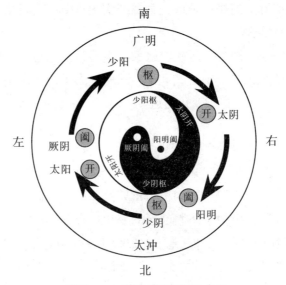

附图3 三阴三阳开阖枢动态图

这里首先需要大家重点理解的就是"太"这个字。"太"的本义为始也，也就是最早、最开始的意思，最开始的初生之阳叫太阳，最开始的初生之阴是太阴，这样我们才能理解为什么《伤寒论》第一个经是太阳经，才能理解从三阳进入三阴时候第一个是太阴。

现在很多人把中医的太少与《易经》的太少混淆了，《易经》中最多的为"太"，最少的是"少"，而我们中医基础理论的三阴三阳是从开阖枢的动态来讲的，不是按照阴阳多少来分的。

所以想学习好五运六气以及六经辨证等等中医理论基础，三阴三阳开阖枢理论是务必要弄清楚的。

（四）掌握标本中气理论

1. 为何要学习标本中气

标本中气理论是运气学说的重要内容之一，它主要研究六气变化规律及其相互关系，体现了三阴三阳与六气之间的承制关系，它概括了六淫对人体病机影响的规律。

东汉医学家张仲景创立六经辨证论治体系，著《伤寒杂病论》十六卷。《伤寒论》中以六经为纲，这里的六经便源于《黄帝内经》中的运气学说，所以要更好地学习和运用《伤寒论》，就需要我们先学习好运气学说，只有这样才能掌握《伤寒论》中六经的本质。清代医家陈修园在《伤寒论浅注·读法》中提出"六气本标中气不明，不可以读《伤寒论》"，此句言语虽听起来有些刺耳，但标本中气的重要性可见一斑。

清代医家张志聪在《伤寒论集注》有云："故学者当于大论中之五运六气求之，伤寒大义，思过半矣。"所以学习和掌握好标本中气理论，在中医病因病机及辨证论治方面将对我们起到很好的指导意义。

2. 何为标本中气

标本中气的理论主要见于《素问·六微旨大论》《素问·至真要大论》《素问·天元纪大论》《素问·五运行大论》《素问·阴阳离合论》等篇章中。

其中《素问·六微旨大论》有云："少阳之上，火气治之，中见厥阴；阳明之上，燥气治之，中见太阴；太阳之上，寒气治之，中见少阴；厥阴之上，风气治之，中见少阳；少阴之上，热气治之，中见太阳；太阴之上，湿气治之，中见阳明。所谓本也，本之下，中之见也，见之下，气之标也，本标不同，气应异象。"由《内经》原文含义可推出附表2。

附表2　标本中气一览表

本	上	火气	燥气	寒气	风气	热气	湿气
中见	中	厥阴	太阴	少阴	少阳	太阳	阳明
标	下	少阳	阳明	太阳	厥阴	少阴	太阴

标指三阴三阳，即厥阴、少阴、太阴，少阳、阳明、太阳；用以说明天道六气的盛衰。

本是风、寒、暑、湿、燥、火六气现象，《素问·天元纪大论》有云："所谓本也，是谓六元。"

中气用三阴三阳表示，与标气相对应，互为表里。六经表里相配：实则太阳，虚则少阴；实则阳明，虚则太阴；实则少阳，虚则厥阴。

清代医家张志聪在《伤寒论集注》有云："天之六气为本而在上，人身之三阴三阳为标而上奉之，所谓天有此六气，人亦有此六气也。"可见，标本中气理论表达了六气之间相互影响、互相制约又互相接济的复杂关系。

3. 标本中气的从化规律

标本中气的从化规律有标本同气从本、标本异气从本从标，以及从乎中气三种。《素问·至真要大论》有云："六气标本，所从不同，奈何？岐伯曰：气有从本者，有从标本者，有不从标本者也。少阳太阴从本，少阴太阳从本从标，阳明厥阴，不从标本，从乎中也。故从本者，化生于本，从标本者，有标本之化，从中者，以中气为化也。"六气标本所从分属见附表3。

附表3　六气标本所从分属表

本气	标	中气	所从
风	厥阴	少阳	从其中气
燥	阳明	太阴	
火	少阳	厥阴	从其本气
湿	太阴	阳明	
寒	太阳	少阴	从本从标
热	少阴	太阳	

其一，标本同气从其本：指本与标的阴阳属性相同。如少阳之标为阳，其本是火也为阳；太阴之标为阴，其本是湿也为阴，是谓标本同气，故其病性亦表现为本气的特性，治疗时则从本。

其二，标本异气从本从标：指本与标的阴阳属性相反。如少阴之标为阴，其本却是热属阳；太阳之标为阳，其本却是寒属阴，是谓标本异气，故其作用于人体，既可表现为本的病性，又可表现为标的病性，在治疗时，应根据病证的从化，或从标治，或从本治。

其三，从乎中气：指中气对标本有调济关系。如阳明本燥，燥从湿化，故中见之气为太阴。厥阴本风，木从火化，故中见之气为少阳相火。阳明从乎中气之湿，其机制是燥湿互济的结果，又是对阳明之病临床亦可表现为湿邪内盛的提示。厥阴风木从乎中气之火，其机制为风火相煽，风邪内盛临床易于表现为火热之象。

附

2019 己亥年五运六气常位完整推演及要点分析

一、前言

五运六气将五运（木、火、土、金、水五行）六气（风、寒、暑、湿、燥、火）和天干（甲、乙、丙、丁、戊、己、庚、辛、壬、癸）与地支（子、丑、寅、卯、辰、巳、午、未、申、酉、戌、亥）配合起来，按干支纪年的顺序和阴阳盛衰、五行生克的关系推断某年的太过、不及，来预测气候的变化、疾病的发生与预防。

因此五运和六气我们必须进行全面分析，不能偏颇，这样才能较为客观准确地反映全年及各时段的气候变化情况，正如《素问·六元正纪大论》："先立其年以明其气，金木水火土运行之数，寒暑燥湿风火临御之化，则天道可见，民气可调，阳明卷舒，近而无惑。"

五运六气的常位推演大致分五步。

第一步：先立其年，以知其气。

第二步：十干统运定岁运，根据阴阳属性知其太过、不及，并推主运、客运。

第三步：十二地支化气，主气依五行之序六节之分，厥阴风木、少阴君火、少阳相火、太阴湿土、阳明燥金、太阳寒水。客气依三阴三阳顺序，重在司天、在泉，推其客主加临。

第四步：运气相合。以五行生克关系推判全年及六个节候的气候特征。判断天符、岁会、同天符、同岁会、太乙天符等。

第五步：推病论治。五运、六气各有淫、郁、胜、复的气候模式，据此分析病机和治疗原则。

现根据中医五运六气理论，按"天干统运"和"地支纪气"的原则，推演 2019 己亥年常位状态的气候变化、易患疾病分析以及分析可能存在的异常因素等等，供大家参考。

二、五运六气常位推演过程

（一）干支纪年

1.直接查表法

附表4　六十甲子速查表（公元1924—2043年）

	1	2	3	4	5	6	7	8	9	10
0	甲子	乙丑	丙寅	丁卯	戊辰	己巳	庚午	辛未	壬申	癸酉
	1924	1925	1926	1927	1928	1929	1930	1931	1932	1933
	1984	1985	1986	1987	1988	1989	1990	1991	1992	1993
1	甲戌	乙亥	丙子	丁丑	戊寅	己卯	庚辰	辛巳	壬午	癸未
	1934	1935	1936	1937	1938	1939	1940	1941	1942	1943
	1994	1995	1996	1997	1998	1999	2000	2001	2002	2003
2	甲申	乙酉	丙戌	丁亥	戊子	己丑	庚寅	辛卯	壬辰	癸巳
	1944	1945	1946	1947	1948	1949	1950	1951	1952	1953
	2004	2005	2006	2007	2008	2009	2010	2011	2012	2013
3	甲午	乙未	丙申	丁酉	戊戌	己亥	庚子	辛丑	壬寅	癸卯
	1954	1955	1956	1957	1958	1959	1960	1961	1962	1963
	2014	2015	2016	2017	2018	2019	2020	2021	2022	2023
4	甲辰	乙巳	丙午	丁未	戊申	己酉	庚戌	辛亥	壬子	癸丑
	1964	1965	1966	1967	1968	1969	1970	1971	1972	1973
	2024	2025	2026	2027	2028	2029	2030	2031	2032	2033
5	甲寅	乙卯	丙辰	丁巳	戊午	己未	庚申	辛酉	壬戌	癸亥
	1974	1975	1976	1977	1978	1979	1980	1981	1982	1983
	2034	2035	2036	2037	2038	2039	2040	2041	2042	2043

2.速算方法

（1）天干速算：（2019-3）÷10=201……余数为6，找下表中的数字对应天干为己。

附表5　十天干序数表

天 干	1	2	3	4	5	6	7	8	9	10
	甲	乙	丙	丁	戊	己	庚	辛	壬	癸

（2）地支速算：（2019-3）÷12=168……余数为0，找下表中的数字对应天干为亥。

附表6　十二地支序数表

地支	1	2	3	4	5	6	7	8	9	10	11	12（0）
	子	丑	寅	卯	辰	巳	午	未	申	酉	戌	亥

（二）2019己亥年岁运推演

岁运统全年的气运大局，《素问·天元纪大论篇》有云："甲己之岁，土运统之；乙庚之岁，金运统之；丙辛之岁，水运统之；丁壬之岁，木运统之；戊癸之岁，火运统之。"土运主湿，金运主燥，水运主寒，木运主风，火运主热。

2019年（己亥年），甲己化土，为土运，己为阴干故而岁运为土运不及，也可从下表直接推出年尾数为9，偶数为太过，奇数为不及，所以2019岁运为土运不及（少宫）。

附表7　十天干五运属性表

天干	甲阳	乙阴	丙阳	丁阴	戊阳
年尾数	4	5	6	7	8
天干	己阴	庚阳	辛阴	壬阳	癸阴
年尾数	9	0	1	2	3
五运属性	土	金	水	木	火

附表8　十天干五运五音一览表

天干	甲	己	乙	庚	丙	辛	丁	壬	戊	癸
年份尾数	4	9	5	0	6	1	7	2	8	3
阴阳	阳	阴	阴	阳	阳	阴	阴	阳	阳	阴
五运	土		金		水		木		火	
五音	宫		商		羽		角		徵	
五音太少	太宫	少宫	少商	太商	太羽	少羽	少角	太角	太徵	少徵
五运太过不及	太过	不及	不及	太过	太过	不及	不及	太过	太过	不及

附表 9　五音建运表

角 jué	徵 zhǐ	宫 gōng	商 shāng	羽 yǔ
木	火	土	金	水

（三）2019 己亥年司天在泉的推演

司天象征在上，常位情况下，为上半年统领之气。在泉象征在下，常位情况下，为下半年统领之气。《类经》有云："天者天之气，司天是也，地者地气，在泉是也"分别代表天地之气。

《素问·天元纪大论篇》有云：子午之岁，上见少阴；丑未之岁，上见太阴；寅申之岁，上见少阳；卯酉之岁，上见阳明；辰辰之岁，上见太阳；己亥之岁，上见厥阴。

司天和在泉的阴阳属性是对应的。即一阴对一阳；二阴对二阳；三阴对三阳。如厥阴木风司天，则在泉即为少阳相火；相反如少阳相火司天，在泉即为厥阴风木，余可类推。

由此可以推出 2019 己亥之年则为：厥阴风木司天，对应的在泉之气就是少阳相火（附表 10）。

附表 10　十二支化气表

十二支	巳亥	子午	丑未	寅申	卯酉	辰戌
司天在泉	厥阴风木	少阴君火	太阴湿土	少阳相火	阳明燥金	太阳寒水
气	风	君火（热、火）	湿	相火（暑）	燥	寒
五行	木	火	土	火	金	水
阴阳	厥阴 1 阴	少阴 2 阴	太阴 3 阴	少阳 1 阳	阳明 2 阳	太阳 3 阳

附表 11　司天在泉三阴三阳对应表

巳亥	子午	丑未
厥阴风木	少阴君火	太阴湿土
1 阴 ⇕ 1 阳	2 阴 ⇕ 2 阳	3 阴 ⇕ 3 阳
寅申	卯酉	辰戌
少阳相火	阳明燥金	太阳寒水

（四）2019己亥年主运、客运的推演

五运是统季节的，季节又是一个小系统，是大系统的进一步分而言之。

五运：一年分为五节，每节73日05刻〔古人将一昼夜分为百刻，有十二个时辰，故每一时辰分得八刻二十分（注一刻为六十分）〕。名曰初、二、三、四、终运。五运交运时间歌诀：大寒至而交，春分后十三，十日芒种后，处暑后七日，四日立冬后（附表12是2019年的五运之主运客运数据）。

附表12　2019己亥年五运一览表

五运	初运	二运	三运	四运	终运
周期	01.20—04.03	04.03—06.16	06.16—08.30	08.30—11.12	11.12—01.20
主运	少角（木）	太徵（火）	少宫（土）	太商（金）	少羽（水）
客运	少宫（土）	太商（金）	少羽（水）	少角（木）	太徵（火）

附图4为五音建运太少相生图，这张图对主运客运都很重要，务必要清楚。

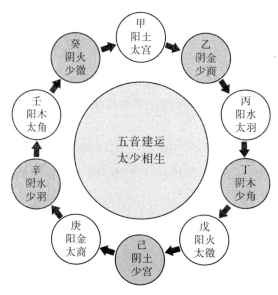

附图4　五音建运太少相生图

1. 主运推演步骤

每年的主运，起于木，终于水，固定不变。（注：这是系统不变的

格局）

2019（己亥年）岁运为土运不及，少宫；己为土运、阴干，配少宫（土配宫，阴配少）。

主运推演根据太少相生原则，如附表 13 ① – ② – ③逆推至角，然后从① – ④ – ⑤顺推至羽即可。

附表 13　2019 己亥年主运推演顺序表

木	火	土	金	水
太角	太徵②	太宫	太商④	太羽
少角③	少徵	少宫①	少商	少羽⑤

所以可以得出如下数据（附表 14）。

附表 14　2019 己亥年主运一览表

五运	初运	二运	三运	四运	终运
周期	01.20—04.03	04.03—06.16	06.16—08.30	08.30—11.12	11.12—01.20
主运	少角（木）	太徵（火）	少宫（土）	太商（金）	少羽（水）

2. 客运的推演步骤

客运分主一年五季异常气候变化。年年有变，如客之往来，故曰"客运"。

客运推演：与主运交司时间相同：一年分为五节，每节 73 日 05 刻。名曰初、二、三、四、终运。客运推演的方法：

①以岁运为初运。

②从初运开始向后以五行相生、太少相生推演至羽，此为顺推。

③然后从初运逆推，即找初运之母，直至逆推到角，以此来确定是太角还是少角。

客运推演步骤说明：2019 年为己亥年，甲己化土，2019 年为土运，年尾数为 9，偶数为太过，奇数为不及，所以 2019 岁运为土运不及，少宫；所以 2019 年客运初运为少宫，顺推至羽：少宫生太商，则太商为二运，太商生少羽，则少羽为三运；重点注意下面的推演方式：然后再从初运反推，即找初运少宫之母（按照太少相生图），生少宫者为太徵，故太徵为五运（终运）；生太徵者为少角，故少角乃四运（客运太少相生是在同一个五行周期内的）。

附表 15　2019 己亥年客运推演顺序表

五运	初运	二运	三运	四运	五运
周期	01.20—04.03	04.03—06.16	06.16—08.30	08.30—11.12	11.12—01.20
客运	①少宫（土）	②太商（金）	③少羽（水）	⑤少角（木）	④太徵（火）

附表 16　2019 己亥年五运一览表

五运	初运	二运	三运	四运	终运
周期	01.20—04.03	04.03—06.16	06.16—08.30	08.30—11.12	11.12—01.20
主运	少角（木）	太徵（火）	少宫（土）	太商（金）	少羽（水）
客运	少宫（土）	太商（金）	少羽（水）	少角（木）	太徵（火）

（五）2019 己亥年六气的主气、客气推演

1. 2019 主气的推演方法

每年的主气从初之气厥阴风木开始，依次为少阴君火、少阳相火、太阴湿土、阳明燥金、太阳寒水，依据每年气候常规，每一气的主气都是守常的，这是系统不变的格局。按照五行相生的顺序，从大寒开始，为初之气（注意顺序固定不变）。

附表 17　2019 己亥年主气一览表

六气	初之气	二之气	三之气	四之气	五之气	六之气
周期	01.20—03.21	03.21—05.21	05.21—07.23	07.23—09.23	09.23—11.22	11.22—01.20
主气	厥阴风木	少阴君火	少阳相火	太阴湿土	阳明燥金	太阳寒水

2. 2019 六气之客气推演

客气的情况较为复杂，有司天、在泉及左右间气之别。三之气为司天，终之气为在泉。二之气、四之气为司天的左右间气，五之气、初之气为在泉的左右间气。见附表 18。

附表 18　客气司天、在泉、左右间气一览表

初之气	二之气	三之气	四之气	五之气	终之气
在泉左间	司天右间	司天之气	司天左间	在泉右间	在泉之气

2019 己亥之年客气推演步骤为：先确定三之气为厥阴风木（司天之气），终之气为少阳相火（在泉之气），按照三阴三阳的相接顺序，三之气为 1 阴（厥阴风木），向后退则四之气为 2 阴（少阴君火），五之气为 3 阴（太阴湿土）；再以三之气为 1 阴（厥阴风木）向前推则二之气为 3 阳（太阳寒水），初之气为 2 阳（阳明燥金）。

附表 19　2019 己亥年客气推演数据

初之气	二之气	三之气	四之气	五之气	终之气
在泉左间	司天右间	司天	司天左间	在泉右间	在泉
阳明燥金 2 阳	太阳寒水 3 阳	厥阴风木 1 阴	少阴君火 2 阴	太阴湿土 3 阴	少阳相火 1 阳

附表 20　2019 己亥年六气主气、客气推演数据总表

六气	初之气	二之气	三之气	四之气	五之气	六之气
周期	01.20—03.21	03.21—05.21	05.21—07.23	07.23—09.23	09.23—11.22	11.22—01.20
主气	厥阴风木	少阴君火	少阳相火	太阴湿土	阳明燥金	太阳寒水
客气	阳明燥金	太阳寒水	厥阴风木	少阴君火	太阴湿土	少阳相火

附表 21　2019 己亥年五运六气常位推演——岁运、司天在泉表

岁运	土运不及
司天	厥阴风木
在泉	少阳相火

附表 22　2019 己亥年五运一览表

五运	初运	二运	三运	四运	终运
周期	01.20—04.03	04.03—06.16	06.16—08.30	08.30—11.12	11.12—01.20
主运	少角（木）	太徵（火）	少宫（土）	太商（金）	少羽（水）
客运	少宫（土）	太商（金）	少羽（水）	少角（木）	太徵（火）

附表 23　2019 己亥年六气一览表

六气	初之气	二之气	三之气	四之气	五之气	六之气
周期	01.20—03.21	03.21—05.21	05.21—07.23	07.23—09.23	09.23—11.22	11.22—01.20
主气	厥阴风木	少阴君火	少阳相火	太阴湿土	阳明燥金	太阳寒水
客气	阳明燥金	太阳寒水	厥阴风木	少阴君火	太阴湿土	少阳相火

三、运气要点分析

1.2019 己亥年全年分析

2019 己亥年岁运为土运不及。司天之气是厥阴风木，在泉之气是少阳相火。火化偏重，木火合德，一派风热之气。司天之气厥阴风木克岁运之土运，土运更衰，顺从木气用事，属气盛运衰的天刑之年，全年的气候变化比较剧烈，岁土不及，风乃大行，土运不及则木胜而金复。《素问·六元正纪大论》曰：厥阴、少宫、少阳，风清胜复同，同正角。己巳、己亥，其运雨风清。意思是说：厥阴风木司天，少阳相火在泉，若中运为不及的土运，那么便是己巳年和己亥年，这两年相胜的风气及来复的清气相同，同正角。其运为雨气，其相胜的气为风气，其复气为清气。所以按照常位预测上半年风大，气候多变气温偏低，有"倒春寒"的可能性，而下半年气温偏高，时有雨降，冬季气温较往常偏高，有可能是个暖冬，全年整体气候变化较大且不稳定，气候或将是春寒、夏忽冷忽热、长夏湿热、秋凉、冬温，对人体而言相当不利。

《素问·气交变大论》曰：岁土不及，风乃大行，化气不令，草木茂荣。飘扬而甚，秀而不实，上应岁星。民病飧泄霍乱，体重腹痛，筋骨繇复，肌肉瞤酸，善怒。藏气举事，蛰虫早附，咸病寒中，上应岁星、镇星，其谷黅。复则收政严峻，名木苍雕，胸胁暴痛，下引少腹，善太息，虫食甘黄，气客于脾，黅谷乃减，民食少失味，苍谷乃损，上应太白、岁星。上临厥阴，流水不冰，蛰虫来见，藏气不用，白乃不复，上应岁星，民乃康。

[备注：黅谷，苍谷代表黄色的谷物，苍谷代表青色的谷物。苍为青，丹为红，黅（读音 jīn）为黄，素为白，玄为黑，对应五行木火土金水。]

意思是说：由于岁运是土运不及，风气因而大规模流行，土气失却生化之能力，风气旺盛，则草木茂盛繁荣。土运不及则生化无能，则秀而不实，在天上应木星光明。人们的疾病多见消化不良的泄泻，上吐下泻的霍乱，感觉身体沉重，腹中疼痛，筋骨动摇，肌肉跳动酸疼，时常容易发怒。寒水之气失制而旺，而虫类提早伏藏在土中，人体多发病寒泄中满，在天上相应的木星光明、土星失色，黄色之谷类不能成熟。木邪抑土，木胜土，土之子金气来复，于是秋收之气当令，出现一派严肃峻烈之气，坚固的树木也不免要枝叶凋谢，所以胸胁急剧疼痛，波及少腹，常呼吸少气而太息。凡味甘色黄之物被虫蛀食，邪气客于脾上，人们多病饮食减少，食而无味。金气胜木，所以青色之谷受到损害，在天上应金星光亮、木星减明。如遇厥阴司天相火在泉，则流水不能结冰，本来早已冬眠的虫类，重新又活动起来。

土运不及在《内经》称为"卑监"，《素问·五常政大论》曰："卑监之纪，是谓减化。化气不令，生政独彰，长气整，雨乃愆，收气平，风寒并兴，草木荣美，秀而不实成而秕也。其气散，其用静定，其动疡涌，分溃痈肿，其发濡滞，其脏脾，其果李栗，其实濡核，其谷豆麻，其味酸甘，其色苍黄，其畜牛犬，其虫倮毛，其主飘怒振发，其声宫角，其病留满痞塞，从木化也。少宫与少角同，上宫与正宫同，上角与正角同，其病飧泄，邪伤脾也。振拉飘扬，则苍干散落，其眚四维，其主败折虎狼，清气乃用，生政乃辱。"

意思是说：卑监的年份（土运不及），称为减化。土的化气不得其令，而木的生气独旺，长气自能完整如常，雨水不能及时下降，收气平定，风寒并起，草木虽繁荣美丽，但秀而不能成实，所成的只是空壳或不饱满的一类东西。其气散漫，其作用不足而过于静定，在人体的变动为病发疮疡，脓多、溃烂、痈肿，并发展为水气不行，其应于内脏为脾，在果类是李和栗，其所充实的是液汁和核，在谷类是豆和麻，在五味是酸、甘，在颜色是苍、黄，在畜类是牛和犬，在虫类是倮虫毛虫，因木胜风动，有振动摧折之势，在声音是宫、角，若发生病变则为胀满痞塞不通，这是土运不及而从木化的关系。所以少宫和少角相同。若逢太阴湿土司天，虽土运不及，但得司天之助，也可成为平气，所以逢上宫则和正宫相同。若逢厥阴风木司天，则土运更衰，顺从木气用事，而成为木之平气，所以逢上角则和正角相同。在发病来讲，消化不良的泄泻，是邪气伤脾的关系。土衰木胜，所以见风势振动，摧折飘扬的现象，随之而草木干枯凋落，其灾害应于中宫而通于四方。由于金气来复，所以有主败坏折伤有如虎狼之势，清气发生作用，生气便被抑制而不能行使权力。

地理方位上，我国东北、东南、西北、西南、中部内陆地区，特别是东南、西南、中部内陆地区要特别注意。《素问·六元正纪大论》曰："己巳、己亥岁；上厥阴木，中少宫土运，下少阳相火。风化清化胜复同，所谓邪气化日也。灾五宫。风化三，湿化五，火化七，所谓正化日也。"

2. 六气分步分析

2019己亥年属于气盛运衰的天刑之年，所以以气为主，以运为辅。《素问·六元正纪大论》曰："凡此厥阴司天之政，气化运行后天。"说的是凡是厥阴风木司天的己亥年，其气不及，六气的气化及五运的运行均晚于天时而至，属于"至而未至"，所以交运日大概要大寒日后13日，预计立春前后，具体交运日要做具体观察，"以象之谓"方可确定。具体2019己亥年的六气参见附表23。

（1）己亥年初之气（2019年1月20日—2019年3月21日），主气为厥阴风木，客气为阳明燥金，金克木，客气克主气，不相得，从，气候变化比较大。燥金主凉主燥，气候应偏凉偏燥，初春行秋令，生机不彰，自然界一片清凉肃杀之象。《素问·六元正纪大论》曰："寒始肃，杀气方至，民病寒于右之下。"说的是此节气候偏凉，寒气劲切，应生不生，反而出现清凉如秋的肃杀之气。人们易患右胁下寒冷性疾病。然而主气和司天之气都为厥阴风木，加上岁运为土运不及，风乃大行，顺从木气用事，所以客气燥金时有来犯，但克风木的力量有所减弱。风木应肝，易患头晕、头顶痛、口苦眼胀、眼睛干涩、视物不清、困倦、右胁疼痛、胸中烦躁、暴躁易怒、手脚酸楚抽筋、精神疾患、血虚发痒等等，需要善加调和。此外燥金应肺，易胸闷、咳喘、津液不足、口干舌燥；木克土则脾胃气滞，易脘腹胀痛、大便秘结等。此外人们也易于感受此气的风寒之邪所致伤风感冒，出现发热恶寒、头疼、身疼、无汗和少汗、咽喉干燥、鼻塞、咳嗽等。

（2）己亥年二之气（2019年3月21日—2019年5月21日），主气是少阴君火，客气为太阳寒水，水克火，客气克主气，为不相得，从，气候变化比较大。《素问·六元正纪大论》曰："二之气，寒不去，华雪水冰，杀气施化，霜乃降，名草上焦，寒雨数至，阳复化，民病热于中。"意思是说寒气不散，雪花纷飞，水结为冰，肃杀之气用事，严霜下降，草木上部焦枯，寒雨屡次下降。若阳气来复，人们易患里热证。此时气候本应逐渐由温转热之时，但客气太阳寒水用事，仲春季春行冬令，气候反常，气温偏于寒冷，容易出现表寒里热或热郁于里的里热病症；寒则血凝易四肢沉重、手脚冰凉、腰痛、髀部不能旋转、膝关节弯曲不灵、小腿肚疼痛等。寒水克心火易心痛、心悸、胸闷、头目晕胀、左肩及左手臂疼痛、神经衰弱，心烦意乱等。此外人们还易于感受风寒邪气而发病，出现发热、不恶寒或微恶寒、头疼、心烦、口渴、咳嗽、气喘、咳痰、鼻血、便血等。或见恶寒发热，鼻塞流涕，头疼身疼，寒热往来，胸胁苦满等。

（3）己亥年三之气（2019年5月21日—2019年7月23日），主气是少阳相火，客气为司天的厥阴风木，木生火，客生主，为相得，夏行春令，气候易出现突然狂风大作，气温升高，雨水时降。《素问·六元正纪大论》曰："三之气。天政布，风乃时举，民病泣出耳鸣掉眩。"意思是说司天之气布于四方。由于厥阴主风，所以这一年风气偏胜。其中又以上半年，特别是在三之气所属的这一段时间中，亦即在小满至大暑以前，大约在农历四月下旬至六月上旬这一段时间中，风气尤为偏胜，气候也转为温热。"泣出"，即流泪。"耳鸣"，即耳作轰鸣或蝉鸣。"掉"，即肢体抽搐。"眩"，即眩晕，头晕目眩，天旋地转，如坐舟车。所以风气时起，人们易患迎风流泪、耳鸣、肢体抽搐、头眩晕等。肾主五液，入肝为泪，泣出耳鸣掉眩等等都是风木之病。风木应肝，肝气旺盛，风助火旺，心神浮越，须柔肝泄胆。对平时患有肝胆疾病、高血压等等人群而言需要特别注意。

（4）己亥年四之气（2019年7月23日—2019年9月23日），主气是太阴湿土，客气为少阴君火，火生土，客生主，为相得，气候变化不大。湿热交蒸，气候偏热偏湿为主。《素问·六元正纪大论》曰："四之气，溽暑湿热相薄，争于左之上，民病黄疸而为胕肿。"意思是说暑湿来临，湿热相迫，交争于四之气（司天左间气，长夏），人体在湿热因素作用之下容易出现黄疸、浮肿等。此外此时人们易受湿热之邪，出现发热恶寒或午后寒热，头身沉重如裹，肢体沉重，困倦思卧，胸痞脘闷，腹胀纳呆，呕恶，口渴不欲饮等。还须防中暑，尽可能少吹空调，让汗自出亦可除湿。

（5）己亥年五之气（2019年9月23日—2019年11月22日），主气是阳明燥金，客气为太阴湿土，土生金，客生主，为相得，气候以偏湿为主，《素问·六元正纪大论》曰："五之气，燥湿更胜，沉阴乃布，寒气及体，风雨乃行。"意思是说：凉燥与湿热现象交替出现，气候变化比较反常，客气太阴湿土偏胜时天空低沉，阴云密布，气候转凉，寒邪伤及人体，雨水偏多。对人体而言易出现喘咳少痰、鼻炎、流鼻血、大便干燥、皮肤症状，胸胁胀疼，胃脘不适等。

（6）己亥年终之气（2019 年 11 月 22 日—2020 年 1 月 20 日），主气是太阳寒水，客气为少阳相火，水克火，主克客，为不相得，为逆。一年之中气候变化最为要紧的时候来了，客气与在泉之气均为少阳相火，相火用事，使得冬行夏令，气候应寒不寒，应藏不藏，或将是一个反常的暖冬，蛰虫出现，流水不冰，心肾相制，时行疫疠。《素问·六元正纪大论》曰："终之气，畏火司令，阳乃大化，蛰虫出现，流水不冰，地气大发，草乃生，人乃舒，其病温厉。"意思是说：少阳相火当令，阳气施化，蛰虫不潜藏，流水不结冰，地气升发，草木萌生，人体亦与之相应而出现阳气偏胜的现象，属于反常气候状态。若病，则多患瘟病及疫疠等。

这是一年之中需要特别引起重视的一个阶段，非时之暖可引起冬瘟类的呼吸道传染病流行。人体精气也就应藏不藏，精气因而损耗不足，抗邪卫外的能力也就自然减退，因而在冬季或第二年春季温病流行的季节中容易发生温病，甚至引起流行。这也正如《素问·金匮真言论》曰："夫精者，身之本也，故藏于精者，春不病温。"

蛰藏之际，相火来扰，心神蠢动，宜静坐冥想，少食酒肉助火之品，多潜藏来年方能有发陈之气。冬至为阳潜于下，春分为阳出地表，夏至为阳浮于上，秋分为阳入地表，身体气机亦复如是。

此外，终之气人们还易患恶寒发热，头痛身痛，四肢厥冷，咳嗽咳痰，喘息不得卧，肢体麻木或见中风、卒然昏倒，口眼歪斜，半身不遂等，需要引起大家重视。

3. 运气方

运气方：卑监之纪——白术厚朴汤

2019 己亥年土运不及，风气流行，脾土受邪，金气来复。《三因极一病证方论》曰：遇六己年，卑监之纪，岁土不及，风气盛行，民病飧泄霍乱，体重腹痛，筋骨繇复，肌肉瞤酸，善怒。为金所复，则反胸胁暴痛，下引小腹，善太息，气客于脾，食少失味。

方用白术厚朴汤：白术、厚朴、桂枝、干姜、甘草、藿香、青皮、半夏。

司天方：巳亥之岁——敷和汤

治巳亥之岁，厥阴风木司天，少阳相火在泉，病者中热，而反右胁下寒，耳鸣，泪出掉眩，燥湿相搏，民病黄瘅浮肿，时作瘟疠。

方用敷和汤：半夏、枣子、五味子、枳实、茯苓、诃子、干姜、橘皮、甘草。食前服。

自大寒至春分，加牛蒡子；自春分至小满，加麦门冬（去心）、山药；自小满至大暑，加紫菀；自大暑至秋分，加泽泻、山栀仁；自秋分直至大寒，依正方。

四、可能存在的异常因素

前面分析的都是常位推演的结果，此外我们需要注意观察大寒前后己亥年初之气的到来和到二之气前后的降雨、雾霾、雨雪及气温、风向、风速等情况，在六气升降、迁正、退位等方面或许有可能出现如下异常因素。

（一）初之气客气阳明燥金能否正常下降问题

如降雨、雾霾、雨雪（戊戌年终之气的客气太阴湿土）明显大范围减少或无，则己亥年初之气的客气阳明燥金可正常下降。如继续出现大范围的连续雨雪、雾霾天气，需要注意：《素问遗篇·本病论》曰："是故巳亥之岁，阳明降地，主窒地肜（火），用而不入；又或遇太阳未退位，即阳明未得降；即火运以至之，火运承之不下，即天清而肃，赤气乃彰，暄热反作。民皆昏倦，夜卧不安，咽干引饮，懊热内烦，大清朝暮，暄还复作，久而不降，伏之化郁，天清薄寒，远生白气，民病掉眩，手足直而不仁，两胁作痛，满目䀮䀮。"

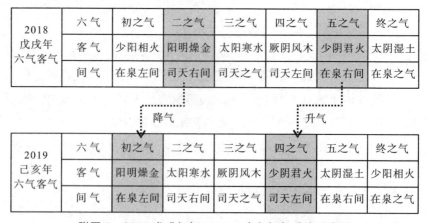

2018 戊戌年 六气客气	六气	初之气	二之气	三之气	四之气	五之气	终之气
	客气	少阳相火	阳明燥金	太阳寒水	厥阴风木	少阴君火	太阴湿土
	间气	在泉左间	司天右间	司天之气	司天左间	在泉右间	在泉之气

降气　　　　　　　　升气

2019 己亥年 六气客气	六气	初之气	二之气	三之气	四之气	五之气	终之气
	客气	阳明燥金	太阳寒水	厥阴风木	少阴君火	太阴湿土	少阳相火
	间气	在泉左间	司天右间	司天之气	司天左间	在泉右间	在泉之气

附图5　2018戊戌年与2019己亥年间气升降示意图

（二）四之气客气少阴君火的能否正常上升问题

2019己亥之年的四之气客气少阴君火（2019的司天左间气）应该是由2018戊戌年的五之气（在泉的右间气上升而来），则需要注意：《素问遗篇·本病论》曰："是故巳亥之岁，君火升天，主窒天蓬（天柱，金正之宫。天蓬，水正之宫。天冲，木正之宫。天英，火正之宫。天芮，土神之应宫），胜之不前；又厥阴未迁正，则少阴未得升天，水运以至其中者，君火欲升，而中水运抑之，升之不前，即清寒复作，冷生旦暮。民病伏阳，而内生烦热，心神惊悸，寒热间作；日久成郁，即暴热乃至，赤风瞳翳（眼睛看不清），化疫，温疠暖作，赤气彰而化火疫，皆烦而燥渴，渴甚，治之以泄之可止。"

（三）己亥年司天之气厥阴风木能否正常迁正问题

需要观察气温和风之状况，如回暖且风乃流行，则己亥年的司天之气厥阴风木可正常迁正。如气温继续大范围维持低温天气且无风或风偏小，则2019己亥年厥阴风木司天有可能不能按时迁正，则需要注意。《素问遗篇·本病论》曰："厥阴不迁正，即风暄不时，花卉萎瘁。民病淋溲，目系转，转筋，喜怒，小便赤。风欲令而寒由不去，温暄不正，春正失时。"

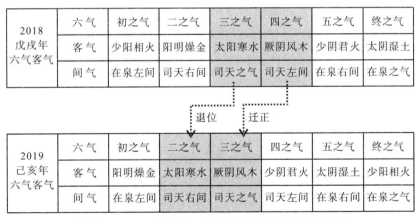

附图6 2018戊戌年与2019己亥年退位迁正示意图

（四）戊戌年太阳寒水司天不退位的问题

《素问遗篇·刺法论》曰："辰戌之岁，天数有余，故太阳不退位

后

记

也。寒行于上，凛水化布天。"以及："太阳复布，即厥阴不迁正，不迁正，气塞于上。"如气温继续大范围维持低温天气且无风或风偏小，则有可能存在 2018 戊戌年太阳寒水司天不退位的问题，不退位会引发相关疾病。《素问遗篇·本病论》曰："太阳不退位，即春寒夏作，冷雹乃降，沉阴昏翳，二之气寒犹不去。民病痹厥，阴痿，失溺，腰膝皆痛，温疠晚发。"

特别提示

五运六气的推演只是一个常位推演的结果。而五运六气有常有变，有未至而至，有至而未至，有至而太过，有至而不及，有胜气、复气之异，有升降失常之变，退位迁正等等一系列的因素，《素问·至真要大论》说："时有常位而气无必也。"所以在实际运用中又与气象、物象、病象、证象、脉象密切相关。在预测气候、疾病时，还要灵活对待，"不以数推，以象之谓也"。

结语

《素问·宝命全形论》有云："夫人生于地，悬命于天，天地合气，命之曰人。人能应四时者，天地为之父母。天有阴阳，人有十二节；天有寒暑，人有虚实。能经天地阴阳之化者，不失四时；知十二节之理者，圣智不能欺也。能存八动之变，五胜更立，能达虚实之数者，独出独入，呿吟至微，秋毫在目。"天地四时之气对天地万物特别是人类生命生活的影响可谓深远广泛，所以认知天地四时之气的演化变迁及其造化自然界生命万物的机制规律就显得极为重要了。

对于中医从业者来说，学习五运六气，有助于提高中医临床疗效。学会运用运气思维，据天地阴阳变化规律，将自然气候变化与人体相联系起来，司天、司人、司病证，"三司"结合，对疾病的诊断、治疗措施的制定以及遣方用药都有重要的指导意义。

对于中医爱好者来说，学习五运六气，了解和掌握天地阴阳运行升降之常道。遵循四时阴阳的盛衰消长，可"顺四时而适寒暑"，顺时养生以维护保障自身生命健康，提高生命质量。同时有助于预防疾病的发生，如《素问·四气调神大论》所言："是故圣人不治已病治未病。"这也是中医"治未病"的具体体现。

写了这么多，其实就一句话：五运六气很重要，学好五运六气很重要。

那么想学好五运六气的秘诀是什么呢？一句话就是"勤恒则精"，当然五运六气学说蕴含着丰富的知识与医理，有着众多晦涩难懂的知识，诸如天文、地理、历法、物候、气象等多学科知识，以及太极八卦、河图洛书、阴阳五行、干支甲子、司天在泉、天符岁会、太过不及、三阴三阳、开阖枢、标本中气、正对化、南北政等等知识难点，纵观《黄帝内经》一书，众多内容都涉及天文、地理、气象、历法，以及阴阳五行等内容。《素问·气交变大论》也有云："夫道者上知天文，下知地理，中知人事，可以长久……位天者，天文也。位地者，地理也。通于人气之变化者，人事也。故太过者先天，不及者后天，所谓治化而人应之。"

此外凡在中医学理论思想上有所突破、有所贡献的中医大家，他们几乎都具备深厚的天文、地理、气象、历法、阴阳五行等为核心的中国传统文化知识背景。鉴于此，这就要求作为后学的我们要不断地深入学习下去，做到锲而不舍，勤恒则精。当然倘若能师从名家或结交一两个高水平的同道则精进是很快的。

学习五运六气是一条充满艰辛的道路，在这条路上一定有许多牵绊，但是丰厚的奖赏就在这路之尽头，那就把一切交给时间吧，剩下的便是静待花开了。

以上所言实为一家之言，一孔之见，鉴于本人才疏学浅，如有不当之处敬请各位老师、各位同道多加批评指正为盼！

最后，笔者近十年来，潜心研究五运六气相关理论，多方位深入学习了任应秋、方药中、杨力、顾植山、孟庆云、张登本、田合禄、苏颖等专家、学者有关五运六气方面的论述与著作，一路走来，虽然艰辛，但有各位前辈和同道的学术思想镌刻在脑海，内心无比温暖，身体充满了前行的力量。

当下研习五运六气风潮渐起，我们十分幸运地站在前辈们打下的五运六气的基础上，愿我们在传承和发扬五运六气的路上携手共进，继续保持谦虚、谨慎、不骄、不躁的研习作风，共同开创五运六气的美好明天，为人类中医药事业发展和健康中国建设作出自己应有的贡献。

　　流逝的时光，让曾经的一切被逐渐淹没，但只要它还有光芒，就一定会让我等后学者感受到它的存在，为那恒久的光芒而兴奋，并由衷地赞叹不已。值此《五运六气入门讲记》付梓之际，聊记数语，以寄对吴锦洪教授的无限钦佩之情。此书如能为后学者开津启钥，更可慰藉吴老在天之灵。

张凤雏

撰文于无锡恒斋

2019 年 7 月 30 日